근시도 질병입니다

일본 최고 안과의가 알려주는
근시 질환 가이드

근시도
질병입니다

쿠보타 료 지음 ★ 박유미 옮김

시그마북스
Sigma Books

근시도 질병입니다

발행일 2025년 5월 7일 초판 1쇄 발행
지은이 쿠보타 료
옮긴이 박유미
발행인 강학경
발행처 시그마북스
마케팅 정제용
에디터 최연정, 최윤정, 양수진
디자인 강경희, 정민애, 김문배

등록번호 제10-965호
주소 서울특별시 영등포구 양평로 22길 21 선유도코오롱디지털타워 A402호
전자우편 sigmabooks@spress.co.kr
홈페이지 http://www.sigmabooks.co.kr
전화 (02) 2062-5288~9
팩시밀리 (02) 323-4197
ISBN 979-11-6862-359-0 (03510)

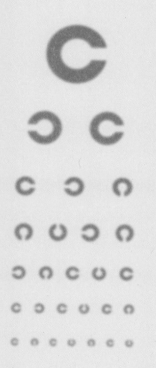

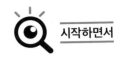

아이의 눈이 위험하다

"시력이 1.0 미만의 아이들 비율이 역대 최고"

2023년 가을, 한 충격적인 뉴스가 일본에서 보도되었습니다.

일본 문부과학성 조사 결과, 맨눈 시력이 1.0 미만인 아이의 비율이 초등학생 약 38%, 중학생 약 61%, 고등학생 약 72%로 모두 역대 최다를 갱신했다고 합니다.

일본에서는 지난 40년 이상에 걸쳐 어린이의 근시가 계속 증가하고 있습니다. '예전에 비해 안경을 쓰는 아이들이 더 많아졌구나'라고 느낀 독자들이 있을 겁니다. 이 뉴스를 통해 '이렇게까지 심각해진 것을 처음 알았다'는 분들도 많을 것 같습니다.

일본에서는 잘 알려지지 않은 것이 또 있습니다. 그것은 '근시는 치료가 필요한 질병이다'라는 인식이 전 세계적으로 높아지고 있다는 사실입니다.

안약과 건강기능식품의 종류는 풍부하지만

일본에서는 약국에 가면 안약이 엄청나게 쌓여 있습니다. 눈에 좋다는 건강기능식품도 많이 있습니다. 하지만 일본 국내에서 일반적으로 판매되고 있는 유형의 안약이 해외에서는 판매되지 않습니다. 눈에 좋다는 건강기능식품은 정말 효과가 있는 걸까요?

또 한쪽 눈이 너무 보이지 않는데도 전혀 눈치채지 못하고 일상생활을 하는, 어처구니없는 일이 일어날 수도 있습니다. 빨리 발견하면 어떻게든 치료할 수 있었겠지만, 너무 늦어 버려서 최악의 경우 실명하는 경우가 실제로 많이 있습니다.

인생 중반에 시력을 잃는 중도 실명자라든가, 회복될 수 없는 시력 저하가 나타난 사람이 의외로 적지 않습니다. 그런 일이 나에게 일어나지 않는다는 보장은 어디에도 없습니다. 그런데도 실명을 초래하는 질병의 이름은 잘 알려지지 않았습니다.

그중에는 근거도 없는 수상한 정보도 돌아다니고 있습니다. 쉽게 시력이 회복되는 방법, 노안을 막을 방법 등에 대한 정보와 '스마트폰을 너무 많이 봐서 실명하는 것이다'라고 위협하는 논조도 있습니다. 그런

올바르지 않은 정보에 휘둘리지 않도록, 눈에 관한 정보를 제대로 이해하는 능력을 기르는 것도 필요합니다.

전 세계적으로 눈에 대한 관심이 높아지고 있다

저는 어렸을 때부터 눈에 관심이 있었습니다. 아름다운 벌레의 눈, 동그란 동물의 눈, 사람의 눈, 눈이라는 것에 물리적으로 강하게 끌렸습니다. 또 저는 다른 사람의 머리 모양이 바뀌어도 눈치채지 못하지만, 지인이나 친구의 눈에 다래끼가 생기면 바로 알아차립니다. 눈꺼풀 색의 미세한 변화로 혈관 종양을 조기에 발견해서 그 사람이 목숨을 살린 적도 있습니다.

저는 게이오기주쿠(慶應義塾)대학 의학부를 졸업한 후, 안과 영역에서 임상의(환자를 진료하거나 치료를 시행)를 하면서 연구하는 '의사 과학자(Physician scientist)'의 길을 걷기 시작했습니다. 망막 연구를 하던 1995년에는 녹내장을 일으키는 원인 유전자 중 하나인 '미오실린'을 발견했습니다. 서른 살부터 잠시 도라노몬(虎の門) 병원에서 임상의에 전념한 뒤, 소년 시절을 보냈던 미국으로 건너갔습니다.

미국의 대학에서 연구 생활을 한 후, 36세 때에 미국 시애틀에서 안과 영역 치료에 관해 연구 개발을 하는 벤처를 창업했습니다. 이후 안과 영역에서 신약 개발과 의료기술 연구 개발을 하고 있습니다.

이 책에서는 안과 의사이자 연구자인 제가 현재 참여하고 있는 최신 근시 연구를 통해 매일 몇 시간씩 밖으로 멀리 바라보기만 해도 근시를 예방할 수 있다는 것을 이야기합니다. 또한 눈을 수술하는 방법 이외의 최신 치료법을 포함하여, 눈 건강에 관한 놀랄 만한 이야기를 소개하고자 합니다.

임상 현장에서는 20년 이상 멀어져 있었지만, 독자 여러분에게 눈에 대해 도움이 되는 정보가 제대로 전달되기를 바랍니다. 전 세계가 눈에 관한 관심이 높아지고 있는 지금이 바로, 많은 사람들이 눈에 대한 진실을 알아야 할 때라고 생각합니다.

CONTENTS

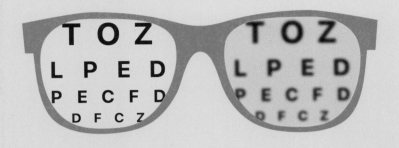

제 **1** 장

근시는
질병이다

잘 보이지 않는 불편함 정도로 끝나지 않는다

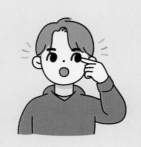

1.0 미만의 시력을 가진 어린이가 역대 최다

느닷없는 질문이지만 당신은 근시입니까?

아마 독자 여러분 중 절반은 "근시입니다", 그리고 나머지 절반은 "아뇨, 저는 시력이 좋습니다"라고 대답할 것입니다. 이렇게 말하는 이유는 여러 가지 조사를 통해 **일본 성인의 약 50%가 근시**라는 결과가 나왔기 때문입니다. 근시가 무엇인지에 대해서는 뒤에서 설명하겠지만, 일본에서는 지금 '근시' 문제가 큰 관심을 받고 있습니다.

2023년 11월 28일, 일본 문부과학성이 충격적인 데이터를 발표해 세상을 깜짝 놀라게 했습니다. 문제가 된 것은 2022년 학교 보건 통계 조사입니다. 조사에 따르면 **맨눈 시력이 1.0 미만인 어린이의 비율이 역대 최다를 기록했습니다.**

다음에 나오는 〈표 1-1〉 위쪽을 보면 맨눈 시력이 1.0 미만인 초등학생은 37.9%, 중학생은 61.2%이며, 고등학생이 되면 더욱 증가해 71.6%로 나타났습니다. 초등학교 1학년 4명 중 1명(23.2%)이 근시이며, 초등학교 6학년 2명 중 1명 이상(53.2%)이 근시로, 성인보다 근시 비율이 높았습니다.

지금으로부터 약 45년 전인 1979년에는 시력이 1.0 미만인 초등학생은 17.9%, 중학생은 35.2%, 고등학생은 53.0%였습니다. **그때보다 크게 증가**한 것입니다. 이 내용은 언론에서도 크게 다룬 적이 있습니다.

표 1-1   아이들의 눈에 이변이 일어나고 있다

● 맨눈 시력 1.0 미만의 비율(%)

교육기관	연령	1979년도	2022년도
유치원	5세	16.5	25.0
초등학교	6세	20.9	23.2
	7세	16.7	27.3
	8세	14.9	33.6
	9세	15.6	41.4
	10세	18.4	47.2
	11세	20.9	53.2
	총	17.9	37.9
중학교	12세	27.7	55.6
	13세	35.6	62.3
	14세	41.6	65.7
	총	35.2	61.2
고등학교	15세	52.5	76.6
	16세	53.2	65.6
	17세	53.4	72.4
	총	53.0	71.6

출처: 일본 문부과학성

● 안축의 길이(mm, 평균치)

성인	24
초등학교 6학년(남)	24.22
초등학교 6학년(여)	23.75
중학교 3학년(남)	24.61
중학교 3학년(여)	24.18

출처: 일본 문부과학성(2021년도)

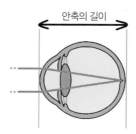

안축의 길이

문부과학성은 그 전 해인 2022년에도 마찬가지로 충격적인 데이터를 발표했습니다(2021년 통계 조사). 이것은 일본 초·중학생을 대상으로 '안축장'을 최초로 조사한 내용입니다(《표 1-1》 아래쪽). 뒤에서 자세히 설명하겠지만, 안축장이란 눈의 앞뒤 길이(각막에서 망막까지의 거리)를 말합니다. 안축장이 길어질수록 근시가 심해집니다. 조사 결과는 놀라웠습니다. **초등학교 고학년의 안축장이 이미 어른 수준으로 길어지고 있다는, 말하자면 근시가 상당히 진행 중일 수 있다는 것이 밝혀졌습니다.**

이 두 가지, 즉 맨눈 시력과 안축장에 대한 조사 결과는 아이들의 눈에 큰 변화가 일어나고 있음을 말해줍니다. 참고로 2022년 조사에서는 중학교 3학년생 중 안경이나 콘택트렌즈 착용 비율이 남자가 40%, 여자가 50%나 되었습니다.

2050년에는 전 세계 인구의 절반이 근시가 된다

근시가 심각해지고 있는 것은 일본만의 문제가 아닙니다. 근시는 전 세계적으로 위기입니다. **세계보건기구(WHO)는 2050년이 되면 전 세계에서 약 48억 명이 근시가 될 것으로 예측했습니다.** 2050년이 되면 세계 인구가 약 100억 명에 이를 것으로 추정되므로 48억 명이라면 약 절반에 해당합니다. 이것은 당뇨병이나 비만보다 높은 수치입니다. 근시는 이 질병들과 비교할 수 없는 기세로 증가하고 있습니다.

2050년에 근시가 세계 인구의 약 절반이 될 것이라고 했는데 지역에 따른 차이가 커서, 동아시아는 65%, 아프리카는 약 30%, 서구는 그 중간인 약 50%로 예측됩니다. 동아시아에 속하는 **우리로서는 상당히 걱정스러운 상황입니다.**

지금으로부터 약 10년 전인 2010년의 근시 인구는 20억 명 미만으로 세계 인구의 약 30%였습니다. 일반적으로 유전자 변화의 누적된 결과물인 생물의 진화는 10만 년에서 100만 년 단위로 일어나고 있습니다. 그런데 2050년에 전 세계 근시 인구가 단번에 20%나 증가한다는 것은 비정상적이라고 할 수 있는 변화입니다.

이러한 근시 인구의 폭발적인 증가 주체는 바로 어린이입니다. 최근에는 성인이 된 후에 눈이 나빠진 사람도 증가하고 있는데, 근시는 아이의 눈이 성장 과정에서 안구의 길이가 길어지면서 초점이 어긋남에 따라 발생합니다.

그렇다면 왜 아이들의 눈이 나빠지는 걸까요?

그 이유 중 하나는, 어렸을 때부터 스마트폰이나 태블릿 PC를 사용하기 때문이라는 지적이 있습니다. 일본에서는 문부과학성의 'GIGA 스쿨 구상'에 따라, 2021년도 말까지 전국 공립 초중학교 학생들에게 1명당 1대의 학습 단말기(태블릿 PC)를 배부했습니다. 또 신종 코로나바이러스의 감염 확대로 집에서 스마트폰을 보며 지내는 시간이 늘어남에 따라 근시의 증가가 가속화되었다고도 합니다.

모두가 대수롭지 않게 여겼던 근시

특히 일본에서는, '근시는 유전이니까 어쩔 수 없어' '근시는 안경을 쓰면 되니까 신경 쓰지 않아도 돼'라고 생각하는 경향이 있습니다. 하지만 저는 **근시가 단순히 '잘 보이지 않는 현상'일 뿐이라는 듯이 대수롭지 않게 여기고, 충분한 대책을 취하지 않은 것이 큰 영향을 미쳤다**고 생각합니다.

앞서 소개한 2023년 일본 문부과학성 조사에는 충치에 관한 결과도 나와 있습니다. 조사에 따르면 어린이의 충치 비율은 사상 최저치로 떨어졌습니다. 이런 결과가 나온 것은 충치는 악화하면 치료가 어렵다는 인식이 확산하면서 일찍부터 확실하게 예방했기 때문일 것입니다.

그에 비해 근시는 지금까지 방치됐다고 한다면 지나친 말이 될까요? 먼저 제 생각을 말하자면 '근시는 방치하면 심각한 문제가 될 수 있다'는 인식이 일본에서는 아직 확산해 있지 않습니다.

하지만 근시는 질병입니다.

일본을 포함해서 근시는 질병이 아니라는 태도를 보이는 국가나 학회가 아직 많이 있습니다.

매우 심한 근시는 이미 '병적근시'라는 용어가 정착되어 있습니다. 반면에 가벼운 근시는 정상 변이(normal variation), 말하자면 콧대가 높다, 낮다와 같은 '개인차'일 뿐이라는 생각이 뿌리 깊게 깔려 있습니다.

저는 근시는 질병이라는 입장입니다. 코의 높이나 키의 크기는 '몇

센티미터가 정상이다'라는 식의 절대적인 기준치라는 것이 없습니다. 하지만 적어도 눈은 근시도 원시도 아닌 '정시'라는 정상적인 기준이 있습니다. 눈(시력)은 단순한 개인차일 뿐이라고 생각할 수 없기 때문입니다.

물론 가벼운 근시는 별문제가 되지는 않습니다만, 근시라는 것은 향후 어떤 상태까지 진행이 될지 알 수 없습니다. 그렇다면 아무리 가벼운 근시라도 진행이 억제될 수 있도록, 즉 치료하기 위해 노력해야 할 것입니다.

증상이 가벼워도 치료한다는 뜻은 그것이 질병이라는 것을 의미합니다. **그리고 가장 중요한 것은 근시가 되면 향후 '실명을 유발하는 3대 질환'(녹내장, 당뇨망막병증, 황반변성)을 일으킬 위험성이 높아진다는 점입니다.** 이런 점에서도 근시는 질병이라고 할 수 있습니다.

인간에게는 눈이 90%, 외부 정보 90%를 눈에 의존

근시가 병이라는 말을 듣고 깜짝 놀란 분들도 많으리라 생각합니다.

'근시가 병이라고 한다면 도대체 어떻게 해야 하지?'라고 생각하며 당황하는 사람도 있을 것입니다. 다만 최근에 근시의 진행을 늦추는 치료법이나 예방법이 계속 개발되고 있습니다. 어린이도 할 수 있는 안전한 방법도 최신 연구로 밝혀졌습니다.

즉 근시는 실명이 될 안과 질환을 유발할 확률을 높이지만, 다행히도 치료나 예방이 가능한 질병이 되었습니다. 일본이 과거에 최고 근시 환자 수를 기록한 반면에, 국가적으로 적절한 대책을 취해 근시가 감소한 나라가 있습니다. 하지만 그 이야기를 하기 전에, 독자 여러분은 도대체 근시가 어떤 것인지 알고 계시는가요?

우선 눈의 메커니즘에 대해 살펴보겠습니다. 눈은 아주 중요한 장기입니다. 사람은 외부 정보의 90%를 눈에 의존하고 있습니다. 그리고 뇌의 50%는 시각 정보 처리에 사용되고 있습니다.

우리의 눈은 약 5억 년 전에 갑자기 일어난 캄브리아기 대폭발(Cambrian Explosion)로 탄생했습니다. 눈이 없던 시절에는 생물은 떠돌아다닐 뿐이었고, 눈앞에 우연히 다가온 영양분을 섭취하며 살아남을 수밖에 없었습니다. 그런데 생물에 눈이 생겨나면서 걷고 뛰고 헤엄칠 수 있게 되었고, 스스로 사냥감을 찾아서 잡을 수 있게 되었습니다. 눈의 등장이 인간을 비롯한 생물을 단번에 진화시킨 것입니다.

눈이 좋은지 나쁜지가 생존의 여부로 직결되기도 했습니다. 눈이 나쁘면 나무 열매를 찾을 수도, 동물을 잡을 수도 없습니다. 사나운 동물이 다가와도 도망칠 수도 없어 생명의 위험에 그대로 노출됩니다. 그래서 눈이 잘 보이는 사람만이 살아남을 수 있었습니다.

보인다는 것은 빛을 느낀다는 뜻

눈이 보이는 기본적인 메커니즘에 대해서는 일찍부터 연구가 진행됐습니다. 이미 150여 년 전에 망막에 있는 비타민 A가 빛을 감지할 수 있는 중요한 물질이라는 것이 밝혀졌습니다.

한마디로 말하면, **보인다는 것은 빛을 느낀다는 뜻입니다**(〈표 1-2〉).

안구에는 바깥쪽부터 차례대로 각막이 있고 수정체가 있으며, 가운데에 유리체(또는 초자체)라는 젤리 형태의 조직이 가장 안쪽에 있는 망막에서 시신경으로 연결되어 있습니다. 카메라에 비유하면 필터가 각막, 렌즈가 수정체, 필름이 망막이라고 할 수 있습니다(〈표 1-3〉).

외부에서 눈으로 들어온 빛은 그대로 똑바로 나아가지는 않습니다. 필터(각막)와 렌즈(수정체)에 의해 구부러져(굴절), 눈 안쪽 필름(망막)의 한 점에 모여 초점이 맺히게 되어 있습니다. 돋보기가 빛을 한 점에 모으는 것과 같은 원리입니다.

각막이 카메라의 필터에 해당한다고 하면 단순히 빛이 통과하는 부위라고 생각하는 경우가 많은데, 실제로는 굴절력이 수정체의 2배로 빛 굴절의 대부분을 담당합니다. 이는 공기를 통해 들어온 빛이 각막이라는 거의 물로 이루어진 세포와 부딪힘에 따라 굴절되기 때문입니다. 따라서 각막도 상당히 중요한 부분입니다.

망막의 시각세포에는 로돕신(Rhodopsin)이라는 단백질이 있는데 빛이

표 1-2   눈의 구조

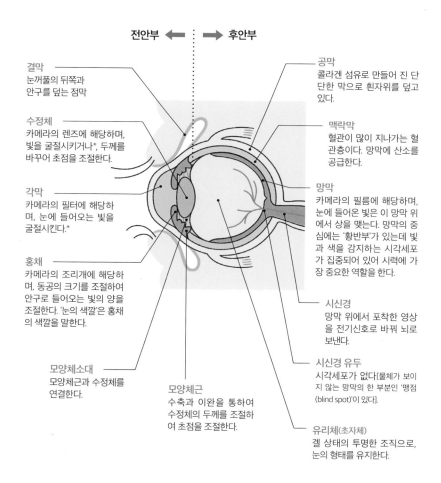

전안부 ⬅ ➡ 후안부

결막
눈꺼풀의 뒤쪽과
안구를 덮는 점막

수정체
카메라의 렌즈에 해당하며,
빛을 굴절시키거나*, 두께를
바꾸어 초점을 조절한다.

각막
카메라의 필터에 해당하
며, 눈에 들어오는 빛을
굴절시킨다.*

홍채
카메라의 조리개에 해당하
며, 동공의 크기를 조절하여
안구로 들어오는 빛의 양을
조절한다. '눈의 색깔'은 홍채
의 색깔을 말한다.

모양체소대
모양체근과 수정체를
연결한다.

모양체근
수축과 이완을 통하여
수정체의 두께를 조절하
여 초점을 조절한다.

공막
콜라겐 섬유로 만들어 진 단
단한 막으로 흰자위를 덮고
있다.

맥락막
혈관이 많이 지나가는 혈
관층이다. 망막에 산소를
공급한다.

망막
카메라의 필름에 해당하며,
눈에 들어온 빛은 이 망막 위
에서 상을 맺는다. 망막의 중
심에는 '황반부'가 있는데 빛
과 색을 감지하는 시각세포
가 집중되어 있어 시력에 가
장 중요한 역할을 한다.

시신경
망막 위에서 포착한 영상
을 전기신호로 바꿔 뇌로
보낸다.

시신경 유두
시각세포가 없다[물체가 보이
지 않는 망막의 한 부분인 '맹점
(blind spot)'이 있다].

유리체(초자체)
겔 상태의 투명한 조직으로,
눈의 형태를 유지한다.

---

* 각막이 전체의 3분의 2, 수정체가 3분의 1의 굴절력을 담당한다.

표1-3 눈이 사물을 보게 되는 구조

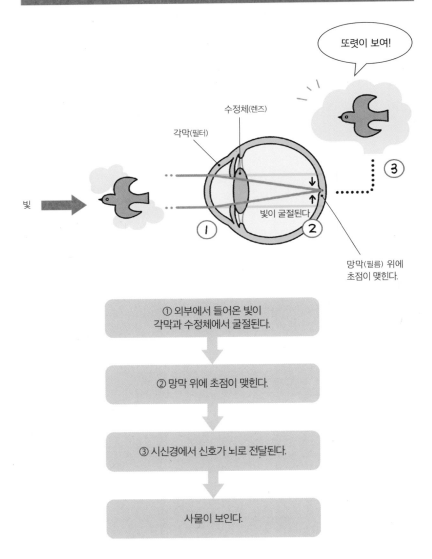

또렷이 보여!

수정체(렌즈)

각막(필터)

빛

빛이 굴절된다

① ② ③

망막(필름) 위에
초점이 맺힌다.

① 외부에서 들어온 빛이
각막과 수정체에서 굴절된다.

② 망막 위에 초점이 맺힌다.

③ 시신경에서 신호가 뇌로 전달된다.

사물이 보인다.

닿으면 형태가 바뀝니다. 이것이 자극이 되어 다른 단백질과의 연쇄 반응을 연달아 일으킵니다. 이 연쇄 반응 때문에 신경 전달 물질을 통해서, 혹은 전기 자극으로 세포에서 세포로 정보가 전달됩니다. 시각세포에서 쌍극세포로, 쌍극세포에서 신경절세포로, 다양한 뇌세포를 경유하여 최종적으로 대뇌피질에 전달됩니다. 그러면 비로소 '빛이 보인다'고 자각하게 됩니다.

처음에는 광화학 반응이지만 이것이 세포 내의 단백질을 촉매로 화학 반응이 되고, 결국 전기신호로 바뀌어 뇌에 전달됩니다. **우리가 무언가를 '본다'라는 행위에는 이토록 복잡한 인체의 구조가 관련되어 있습니다.**

눈은 뇌의 일부

눈은 지름이 약 2cm, 무게가 약 7g에 불과한 아주 작은 장기지만 알면 알수록 신기하고 신비로운 존재입니다.

각막과 수정체는 우리 몸에서 유일하게 혈관이 없습니다. 그래서 투명합니다. 세포는 혈관이 산소를 운반해주고 이산화탄소를 몸 밖으로 배출함에 따라 호흡합니다. 그렇다면 혈관이 없는 각막은 어떻게 호흡할까요? 각막은 눈물을 통해 외부에서 산소와 영양분을 공급받습니다. 그 얼마 안 되는 산소만으로 호흡하고 있는 것입니다.

또 한 가지, 이런 말을 하면 놀라겠지만 눈은 뇌의 일부입니다.

뇌의 일부가 밖으로 튀어나온 것이 눈이라고 할 수 있습니다. 중추 신경인 뇌에서 감각이나 운동 등을 관장하는 말초 신경이 뻗어 나와 있습니다. 눈의 망막은 중추 신경계의 일부입니다.

따라서 눈은 뇌과학 분야에서도 주목받고 있습니다. 뇌 전체를 연구하는 것은 복잡하고 이해하기 어려우므로, 뇌보다 단순한 망막을 모델로 해서 연구하려는 것입니다.

뇌와 눈의 관계에 대해 좀 더 알아보겠습니다. 뇌의 시각 영역(visual area)에는 특히 눈에 반응하는 피질 뉴런(뇌세포)이 있습니다. 이곳이 시선을 통해 인간의 '사회적 뇌'를 관장하고 있습니다.

누군가가 어떤 한 방향을 보면, 자신도 무심코 같은 방향을 보게 되는 경우가 있습니다. 이는 눈이 반사적으로 움직이는 것이 아니라 뇌의 뉴런이 작동해서 타인의 행동을 그대로 따라 하기 때문입니다. 뇌가 사람들끼리 관심을 공유하거나 협력적으로 활동하거나 하면서 사회적 커뮤니케이션을 할 수 있도록 지시하는 것입니다.

그 외에도 다른 사람이 무엇을 보고 있는지를 눈으로 좇는 경우도 있습니다. 이것도 그 사람이 무엇을 원하는지, 무엇을 의도하고 있는지와 같은 마음의 상태를 이해하려고 하는 무의식적인 행위입니다. 주변의 움직임을 예측하고 적절한 행동을 하기 위해서 뇌가 그렇게 하는 것입니다.

눈에 대한 좀 더 많은 관심이 필요

우리는 그 외에도 누군가와 눈을 마주침으로써 감정이나 의도를 전달하고, 유대감과 신뢰감을 형성하기도 합니다. 말하자면 '사물을 본다는 것'은 '사회에 적응해서 살아가는 것'이며, 눈은 뇌와 떼려야 뗄 수 없는 관계입니다.

그런 중요한 중추신경인 눈이 어떤 의미에서는 노출되어 있어서 속까지 볼 수 있으니 신기한 일입니다. 물론 노출되어도 확실하게 보호할 수 있게 되어 있습니다. 안구 자체가 각막과 공막이라는 콜라겐 섬유로 만들어 진 막으로 싸여 있어 그리 쉽게 찌그러지지 않습니다. 게다가 눈 주위에는 강한 뼈가 있습니다. 어떤 물체에 안구가 부딪히려고 하면 뼈와 콜라겐 섬유가 보호해줍니다.

하지만 일본의 건강 잡지 기사에서 눈과 치아가 같은 수준으로 거론되기도 하는 것을 보면 미국에서 오래 살았던 저로서는 놀라울 따름입니다. 어느 장기나 몸에는 상당히 중요한 부위이지만 특히 눈에 대한 이해가 너무 낮은 것 같다는 생각이 듭니다.

미국에서는 눈에 관한 관심이 아주 높습니다. 의대를 졸업하면 가장 우수한 학생들이 안과를 전문 분야로 선택합니다. 눈을 연구 대상으로 하는 뉴로사이언스(Neuroscience, 신경과학)의 대학원은 인기가 상당해서 입시 난이도도 높아지고 있습니다.

미국에서는 안과 의사는 높은 보수를 받는 대표적인 직업으로 알려져 있습니다. 경우에 따라서는 심장외과 의사나 뇌신경외과 의사보다 의대생에게 인기가 높은 경우도 있습니다. 감각기관 중에 문제가 발생하면 특히 곤란한 것이 눈인데, 건강한 눈을 유지하고 싶은 욕구가 강하기도 하지만 눈이 뇌의 일부라는 인식이 널리 퍼져 있기 때문이라는 이유도 클 것입니다.

인간에게는 컬러로 보이지만

인간은 삼색형 색각(Trichromatopsia)을 가지고 있어서 적색, 녹색, 청색의 3원색을 배합해 모든 색을 표현합니다. 그래서 세상이 컬러로 보입니다. 하지만 인간 외의 많은 포유류 동물의 눈은 그렇지 않다는 것을 알고 계신가요?

정확히 말하면 대부분의 포유류는 이색형 색각(Dichromacy)으로, 삼색 중 하나를 인식하지 못해 색을 두 종류의 기본색으로 구별합니다. 인식하지 못하는 색에 따라 적색맹, 녹색맹, 청색맹으로 나뉩니다.

투우사가 '빨간 망토를 흔들어서 소를 흥분시킨다'고 알려졌지만 소는 빨간색을 구분하지 못합니다. 실제로는 펄럭이는 망토에 반응할 뿐입니다. 사람의 감각으로 생각해보면 빨간색은 눈에 띄고 흥분시키는 색이기도 하므로 분명히 소도 그럴 것으로 생각했던 것입니다.

공룡이 살았던 시대에 포유류의 조상은 잘 잡아먹히지 않는 소형 야행성 동물이었을 것으로 짐작됩니다. 야행성이므로 빛이 거의 없는 환경에서 사물을 보는 데 집중한 결과, 청각과 후각은 더 발달했지만 색각을 잃었을 것입니다. 반면에 공룡과 새는 주행성이며 색각을 가지고 있었습니다.

그런데 공룡이 멸종된 후 일부 포유동물이 주행성이 되었고, 그 과정에서 색각을 획득한 것으로 추측됩니다. 다만 대부분은 청색과 적색 또는 녹색의 이색형 색각입니다.

그러면 포유류 중 인간은 어떻게 해서 컬러를 볼 수 있는 걸까요? **사실은 대부분의 원숭이도 3가지 색을 볼 수 있습니다.** 대부분의 동물은 온몸이 체모로 덮여 있고 얼굴에도 털이 있기 때문에 감정이 얼굴에 드러나지 않습니다. 하지만 원숭이는 얼굴에 털이 없기 때문에 화가 나면 혈관이 확장되어 얼굴이 붉어지고, 반대로 겁을 먹으면 혈류가 줄어들어 창백해집니다.

눈이 나쁘면 좋은 관계도 쌓을 수 없다

그러한 얼굴 표정을 상대방이 확실하게 파악함으로써 건강 상태나 감정의 변화를 잘 파악할 수 있고, 어떤 커뮤니케이션을 해야 좋을지 알 수 있습니다. 이것이 색각이 발달하게 된 배경이라고 합니다.

'잘 익은 사과와 덜 익은 사과를 구별해서 제대로 익은 것을 먹을 수 있게 하려고 색각이 있는 것이다'라는 것이 예전의 일반적인 정설이었지만 더 유력한 가설이 나온 것입니다.

생물은 더 많은 자손을 남긴 자가 이기는 법입니다. 무엇이 생존에 유리한가 하는 경쟁이 진화에 압력을 가합니다. 적인지 아군인지, 사랑을 받는지 미움을 받는지와 같은 정서를 이해하는 것이 음식물의 안전성을 식별하는 것보다 훨씬 더 생존에 중요했던 것은 아닐까 하는 것이 최신의 연구 내용입니다.

인간의 경우에는 눈에서 흐르는 눈물이라는 요소도 추가되었습니다. 사실 인간 외에는 감정으로 우는 동물은 잘 알려지지 않았습니다. 모든 것은 집단 속에서 살아남기 위해서입니다. 이것이 눈이 진화론적으로 발달해온 이유입니다.

여담이지만 인간과 생활하는 고양이들은 사회성이 발달해서 200개 이상의 표정을 구별하여 고양이끼리의 의사소통을 한다는 것이 최신 연구에서 밝혀졌습니다. 얼굴 표정이 얼마나 큰 영향을 미치는지 보여주는 사례입니다.

말하자면 눈이 좋지 않으면 좋은 인간관계도 쌓을 수 없다는 뜻입니다. 게다가 인간은 언어로 의사소통을 하게 되면서, 다른 동물만큼 페로몬을 뿜어 후각으로 의사소통을 하지는 않습니다. 후각보다 시각이 상당히 우위이며, 그런 의미에서도 눈은 정말 중요합니다.

눈은 먼 곳을 보도록 만들어 졌다

생존이라는 관점에서는 사냥감을 찾거나 외부의 적으로부터 도망치기 위해 먼 곳을 보는 능력도 상당히 중요했습니다. **즉 인간의 눈은 본래 멀리 있는 것이 잘 보이도록 만들어 졌습니다.** 그래서 근시나 원시, 난시의 안경을 써서 시력을 조절하지 않아도 멀리 있는 물체가 잘 보이는 상태가 '정상이다(正)'라는 뜻에서 정시(正視)라고 합니다. 그런데 몇 가지 이유로 정시가 아닌 상태가 됩니다.

포인트는 초점이 어디에 맞히는가 하는 것입니다.

근시는 축성 근시와 굴절성 근시, 2종류로 분류합니다. 근시의 90% 이상이 '축성 근시'입니다. 축성 근시는 안축(눈의 표면에 있는 각막에서 가장 안쪽에 있는 망막까지)의 길이가 길어져서 생긴 근시입니다. 눈의 깊이가 뒤쪽으로 늘어났다고 할 수 있으며, 안축의 길이가 길수록 근시가 심해집니다. 그래서 일본 문부과학성이 이 안축의 길이(안축장)를 최초로 조사했던 것입니다.

안구는 본래 동그란 원형에 가까운데, 안축이 늘어나 축성 근시가 심해지면 달걀이나 가지를 눕혀놓은 듯한 타원형이 됩니다. 이것은 빛이 진행하는 방향과 관계가 있습니다.

멀리 있는 경치를 볼 때 빛은 눈에 대해 평행하게 진행해서 들어옵니다. 앞의 〈표 1-3〉에서 설명했듯이 눈 표면의 각막과 수정체를 거치면

표1-4   가까운 것을 보면 초점이 눈 밖으로 빠져나간다

멀리 볼 때

멀리서 들어오는 빛은 평행하게 들어오기
때문에 망막에서 초점이 맺힌다.

또렷하게 보여

또렷

빛
평행

망막 위에서
초점이 맺힌다.

가까이 볼 때

가까이서 들어오는 빛은 퍼지듯이 들어오
므로 수정체가 조절되지 않을 경우, 초점
이 본래의 위치보다 뒤쪽으로 밀려서 눈
밖으로 빠져나간다.

흐릿하게 보여

흐려~

빛
퍼진다

초점이 망막 밖으로
빠져나간다.

서 굴절된 빛은 안쪽에 있는 망막에서 초점을 맺어 선명하게 보입니다.

이와 반대로 가까이 있는 사물을 볼 때 빛은 퍼져나가듯이 진행해서 눈에 들어옵니다. 그러면 똑같이 굴절되어도 **초점이 맺히는 위치가 멀어져서, 그대로 있으면 눈 밖으로 빠져나가 버립니다.** 사물을 가까이서 보면, 가까워진 만큼 초점이 뒤쪽으로 밀려 버리는 것입니다(《표 1-4》).

근시가 되면 눈의 깊이가 늘어난다

이 상태가 그대로 진행되면 흐릿해져서 잘 보이지 않습니다. 이때 활약하는 것이 수정체입니다. 뇌는 "어라, 물체가 흐려 보여"라고 순간적으로 판단하고 수정체에 연결된 모양체근(ciliary muscle)을 팽팽하게 긴장시켜 수정체를 두껍게 만듭니다.

안구는 원형에 가까운 형태로, 아기가 갓 태어났을 때 수정체는 상당히 부드러워서 구체에 가까운 모양으로 되어 있습니다. 아기의 눈은 아직 작고 망막까지의 거리가 짧기 때문에 둥근 렌즈가 필요한 것입니다. 안경 렌즈처럼 납작한 모양이라고 생각하는 분들에게는 의외일 수도 있겠지요.

이 둥근 렌즈가 성장하면서 해먹처럼 주위에서 실 같은 것으로 잡아당겨 렌즈 형태가 되는 것입니다. 앞에서 수정체를 두껍게 한다고 했는데, 정확하게 말하면 원래의 원 모양에 가까운 형태로 복원한다는 뜻입니다.

렌즈는 굴절력이 커질수록 가까운 곳에서 초점을 맺게 됩니다. 눈도 마찬가지로 수정체가 두꺼워지면, 눈 밖으로 빠져나간 초점이 앞으로 이동하여, 망막의 위치에서 딱 맺어지게 됩니다(《표 1-5》). **이것을 초점 조절이라고 합니다.** 눈은 정말 잘 만들어 졌습니다.

그런데 가까이 있는 것만 오래 보고 있으면 완전하게 조절할 수 없어서, 초점이 눈 밖으로 빠져나간 상태가 계속됩니다. 이 상태가 계속되면 어떻게 될까요?

놀랍게도 밖으로 빠져나간 초점을 쫓아 눈은 스스로 계속 안쪽으로 뻗어 나가려고 합니다. '그렇게 계속 가까운 것만 보고 있으면 거기에 맞춰 줄게'라며 몸이 '과잉 적응'하려고 하는 것입니다.

빠져나간 초점의 지점까지 눈의 깊이가 늘어나면 다시 망막에서 초점이 맺히게 됩니다. 이렇게 하면 가까운 것을 쉽게 볼 수 있습니다. 다만 깊이가 늘어나 버린 눈으로 이제 멀리 보려고 하면 들어온 빛이 더 이상 망막에 닿지 않습니다. 따라서 초점이 망막의 앞쪽에 맺혀서 흐리게 보입니다. 이것이 '가까이는 보이지만, 멀리는 보이지 않는' 축성 근시의 메커니즘입니다.

이제 근시의 또 다른 종류인 '굴절성 근시'에 대해 알아보겠습니다. 이것은 가까운 것을 계속 본 결과, 모양체근의 긴장(수축)이 계속됨에 따라 생기는 근시입니다.

표 1-5　초점 조절의 구조

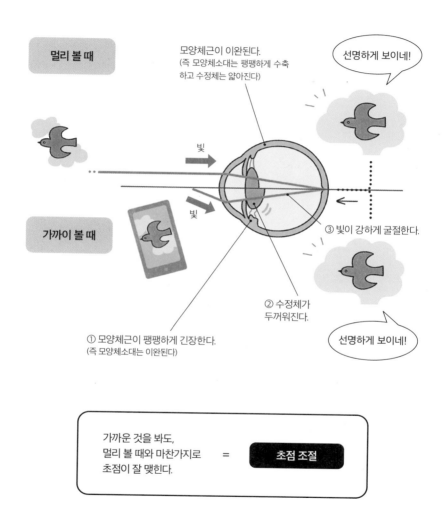

가까운 것을 봐도,
멀리 볼 때와 마찬가지로　　＝　　**초점 조절**
초점이 잘 맞힌다.

표1-6 　가까운 것만 보고 있으면 근시가 된다

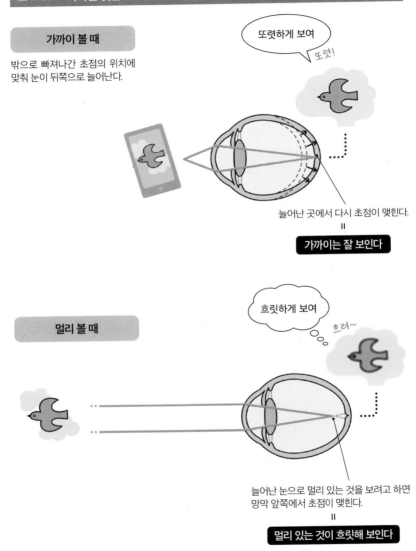

가까이 볼 때

밖으로 빠져나간 초점의 위치에
맞춰 눈이 뒤쪽으로 늘어난다.

또렷하게 보여

또렷!

늘어난 곳에서 다시 초점이 맺힌다.
=
가까이는 잘 보인다

멀리 볼 때

흐릿하게 보여

흐려~

늘어난 눈으로 멀리 있는 것을 보려고 하면
망막 앞쪽에서 초점이 맺힌다.
=
멀리 있는 것이 흐릿해 보인다

같은 자세를 장시간 유지하면 몸을 움직이기 어려워지는 것과 비슷합니다. 모양체근이 팽팽하게 긴장한 채 고정되어 버려서, 멀리 있는 것을 봐도 흐릿해 보입니다. '가성 근시'라고도 하며, 수정체의 굴절력이 너무 강해서 초점이 망막 앞에 맺히는 것을 말합니다(《표 1-6》).

참고로 초점이 눈 밖으로 빠져나간 상태를 전문 용어로는 조절 래그(또는 조절 지연, lag of accommodation)라고 합니다. 젊었을 때 정시였던 사람이 노안이 되는 이유는, 가까이 있는 것을 볼 때 이전까지 잘 작동하던 초점 조절 기능이 나이가 들면서 떨어져서 조절 래그가 발생하여 둔해진 상태를 말합니다. 원래 근시였던 사람은 노안이 되어도 가까이 있는 것은 잘 보입니다.

안축장이 너무 짧은 것이 원시

안축장이 늘어나는 근시와는 반대로 **안축이 짧아서 초점이 망막의 뒤쪽(안구 외부)에 맺히는 것이 원시입니다.** 원시의 눈을 가진 사람은 돋보기처럼 중앙이 주위보다 두껍고 굴절률이 높은 볼록 렌즈 안경을 끼면 초점을 앞으로 이동시켜 정시 상태에 가까워집니다.

원근 양용의 '이중 초점 안경(bifocal glasses)'이라는 것이 있는데, 이는 하나의 렌즈에 두 가지 서로 다른 교정력을 가지는 것입니다. 멀리 보는 영역과 가까운 것을 보는 영역을 만들어 시선을 아래위로 움직이기만 하면 양쪽 모두 보이게 되어 있습니다.

예전에는 멀리 보기 위한 렌즈를 기반으로, 안경의 아래쪽에 가까운 것을 보기 위해 작은 렌즈가 붙어 있는 '이중 초점형'이라는 제품이 많이 있었습니다. 현재는 누진형이 주류를 이루고 있습니다. 멀리 보는 용도와 가까이 보는 용도의 영역이 상하로 나누어져 있고, 도수는 그러데이션처럼 변하기 때문에 원근 양용 안경이라는 것은 잘 인식하지 못합니다.

근시나 원시 외에 난시도 있습니다. 난시는 눈 표면의 각막이나 수정체가 일그러짐에 따라 발생하게 됩니다. 각막이나 수정체가 구형이 아니라 럭비공 같은 형태로 되어 있어 초점이 잘 맞지 않습니다. 증상으로는 한 점에서 초점을 맺지 못하기 때문에 상이 여러 개 보입니다. 초점이 조금씩 어긋나 여러 방향으로 비치기 때문입니다.

난시의 원인은 정확하게 밝혀지지 않았지만, 각막이나 수정체의 모양이 둥글지 않은 상태가 되면 증상이 시작되었다는 뜻입니다. 나이가 들면서 서서히 나타나며 악화하기도 합니다.

유전적 요소가 강하기는 하지만 **어느 정도의 난시는 대부분 사람에게 있습니다.** 각막이 완벽한 구의 형태인 경우가 드물 정도입니다. 눈치채지 못할 정도의 난시라면 문제는 없지만, 심해지면 일상생활에 지장을 줄 수 있습니다. 가까운 곳과 먼 곳 모두 초점이 맞지 않는 상태가 되어 사물을 보기가 상당히 어려워집니다.

표1-7   정시와 근시, 원시의 차이

멀리 볼 때

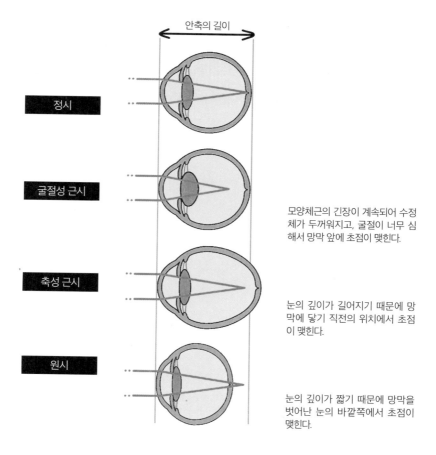

안축의 길이

정시

굴절성 근시

모양체근의 긴장이 계속되어 수정체가 두꺼워지고, 굴절이 너무 심해서 망막 앞에 초점이 맺힌다.

축성 근시

눈의 깊이가 길어지기 때문에 망막에 닿기 직전의 위치에서 초점이 맺힌다.

원시

눈의 깊이가 짧기 때문에 망막을 벗어난 눈의 바깥쪽에서 초점이 맺힌다.

극단적인 경우에는 원추각막이 진행되면서 각막의 모양이 뾰족하게 변형되어 원뿔처럼 되어 버릴 수도 있습니다. 이는 눈꺼풀을 반복적으로 문지르는 물리적인 스트레스, 여기에 더해 각막 안에 있는 콜라겐 섬유가 약하기 때문으로 추측합니다.

조금 복잡할 수 있지만 〈표 1-7〉에서 정시, 굴절성 근시, 축성 근시, 원시의 차이를 표현해보았습니다. 각 안축의 길이를 비교해보세요.

근시는 20세까지 진행되지만, 어른이 되어도 안심할 수 없다

지금까지 눈이 어떻게 근시가 되는지 이해하셨나요? 이제 그 근시가 언제 일어나기 쉬운지에 대해 살펴보겠습니다.

아기는 태어났을 때는 강한 원시 상태이므로 어른처럼 가까운 것을 잘 보지 못합니다. 일부 색상 정도만 알아볼 수 있고 시력은 0.1도 안 됩니다. 안축장은 약 17mm입니다.

몸이 성장함에 따라 각막과 수정체, 안구가 균형 있게 성장하고 안축장도 늘어나서 가까이도 멀리도 또렷하게 보이는 정시에 가까워집니다. 대부분의 사람은 대략 10대 후반에서 20세 정도에 안축의 길이가 24mm정도가 되도록 프로그래밍되어 있습니다.

이런 눈의 일생에서 20세 정도까지의 '성장기'가 가장 중요합니다. 왜냐하면 안구가 성장하고 있는 시기에는 앞서 말한 초점 조절(수정체의 두께를 조절해서 초점을 맞추는 것)이 아직 불안정하기 때문입니다. **따라서 가까운 것을 계속해서 보게 되면 나쁜 영향이 직접적으로 나타나기 쉽습니다.**

사람에 따라서는 10대 후반에 단번에 근시가 진행되기도 하고, 30대나 40대 혹은 50대에도 근시가 진행되는 사람이 있습니다. 다만 대부분은 6~12세 무렵에 근시가 발병하는 아이가 나오기 시작해, 성장기가 끝나는 14~18세 무렵에 진행이 멈추는 경우가 많습니다. 학년으로 말하자면 초등학교 중학교 무렵부터 고등학교 졸업 무렵까지의 시기가 됩니다. 바로 아이 키가 많이 성장하는 시기에 근시도 진행되기 쉽습니다.

참고로 최근에는 환경의 변화 때문인지 어른이 되어도 근시가 계속 진행되는 사람이 증가하고 있습니다. 최근 연구에서는 근시가 아니었던 대학생의 40%가 25세 이전에 근시가 발병했다는 연구 결과도 있습니다. 대학에 가지 않은 경우, 같은 나이의 근시 발병률은 10%였기 때문에 환경에 의한 영향이 큰 것으로 생각됩니다.

아이의 안축이 길어지고 있다

여기서 다시 앞의 〈표 1-1〉에서도 소개했던, 일본 문부과학성이 2022년 6월에 발표한 〈초·중학생의 근시 실태 조사〉 결과를 살펴보겠습니다(〈표 1-8〉). 이는 2021년도(2021년 4~12월)에 전국 29개 초·중학생 약 8,607명을 대상으로 안축의 길이를 처음으로 조사한 것입니다.

표1-8　아이의 안축 길이가 길어지고 있다

● **안축의 길이**(mm, 평균치)

초등학교 1학년	남	22.96
	여	22.35
초등학교 2학년	남	23.22
	여	22.72
초등학교 3학년	남	23.50
	여	23.04
초등학교 4학년	남	23.83
	여	23.30
초등학교 5학년	남	23.92
	여	23.51
초등학교 6학년	남	24.22
	여	23.75

중학교 1학년	남	24.36
	여	23.84
중학교 2학년	남	24.53
	여	24.12
중학교 3학년	남	24.61
	여	24.18

출처: 일본 문부과학성

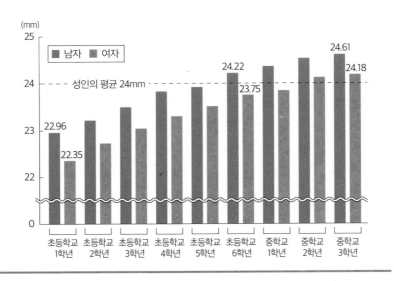

조사 결과는 정말 놀라웠습니다. 초등학교 1학년의 평균은 남자가 22.96mm, 여자가 22.35mm입니다. 초등학교 6학년의 평균은 남자가 24.22mm, 여자가 23.75mm입니다. 성인 평균이 24mm정도이므로 초등학교 고학년에서 이미 성인과 같은 정도의 길이에 도달했다는 것을 잘 알 수 있습니다. 게다가 중학교 3학년에서는 남자가 24.61mm, 여자가 24.18mm로, 더욱 길어졌다는 것이 판명되었습니다.

이 숫자가 얼마나 중요한지, 이 책을 여기까지 읽은 분들은 알 수 있으리라고 생각합니다. **최신 연구에서는 한 번 늘어난 안축은 경우에 따라서 짧아질 가능성이 보고되기 시작하고 있습니다. 다만 현재 상태로는 키와 마찬가지로, 한 번 늘어난 안축이 짧아지는 일은 거의 없다는 것이 일반적인 인식입니다. 눈의 성장은 20세 정도까지 계속되는데, 최종적으로 어느 정도까지 성장하는 걸까요?**

눈은 원래 가까이도 멀리도 선명하게 보이도록 매우 정밀하게 설계되어 있습니다. 그런데도 왜 이런 일이 일어나는 걸까요? 바로 **지금의 근시화하기 쉬운 환경이 눈의 설계를 틀어지게 한 것입니다.**

야생에서 사는 고양이는 멀리 있는 것이 잘 보이는 원시입니다. 그에 비해 집 안에서 기르는 고양이는 모두 근시입니다. 가까이 있는 것만 보기 때문입니다. 야생에서 사는 고양이가 근시라면 먹이를 찾을 수도 없고, 찾아도 잡을 수가 없습니다. 하지만 집고양이는 그럴 필요가 없습니다. 이처럼 가까이 있는 것을 보는 작업을 근거리 작업이라고 합니다.

인간도 마찬가지입니다. **현대 생활에서 근거리 작업이 증가함에 따라 선천적인 설계가 틀어져서 근시가 되기 쉬워진 것입니다.** 어른이 된 후에도 방심할 수 없는데, **특히 '눈의 성장기'에 가까이 있는 것만 보게 되면 그에 따른 영향이 아주 큽니다.**

특히 실내 근거리 작업은 눈에 좋지 않다

근거리 작업은 눈에 큰 적이지만, 그것이 **실내에서 하는 근거리 작업일 경우 더욱 좋지 않습니다.** 실내에 있으면 아주 큰 방이 아닌 한 멀리 보게 될 일이 없습니다. 게다가 자연광은 유리창이라는 필터에 걸려 빛의 양이 제한됩니다. 더욱이 간접 조명이라는, 자연광과는 다른 파장의 빛도 눈에 들어옵니다. 이것이 아이의 눈에는 좋지 않습니다. **빛의 양과 질이 나쁘다고 할 수 있습니다.**

인간의 오랜 역사 속에서 지금처럼 건물 안에서 근거리 작업에 몰두하게 된 것은 지극히 최근의 일입니다. 대부분의 기간은 정글에서 지내며 햇빛을 받으면서 살았고 먼 곳을 보면서 지냈습니다. 그런 생활 방식이 눈에 가장 좋습니다.

"멀리 있는 경치를 보렴."

어렸을 때 종종 이런 말을 들었던 기억이 있을 것입니다. 이것은 근거 없는 말이 아니었습니다.

이전부터 동물 실험을 통해 강한 빛 아래에서 기르는 것이 약한 빛에서 기르는 것보다 근시 진행을 억제한다는 것이 밝혀졌습니다. 강한 빛이 눈에 들어오면 망막에서 도파민 분비가 촉진되어 과도한 안구 성장을 막아 주기 때문입니다. 최근에는 이 실험 결과가 초등학생인 어린아이들에게도 해당한다는 것이 밝혀졌으며, 최신 연구를 통해 어른에게도 해당한다는 것을 알게 되었습니다.

이대로 근시인 아이들이 점점 늘어나면, 이들이 중장년이 되고 더 나아가 고령으로 진입하는 단계에서 큰 문제가 될 수 있습니다.

아시아의 시험 열풍 영향 때문일까?

근시는 세계적인 과제이지만, 특히 아시아인에게 근시가 많아서 20세 이하의 약 80%가 근시입니다. 일본에서도 비슷한 수치가 나옵니다. 이미 중학생의 90%가 근시라는 데이터도 있습니다. 대만, 한국, 홍콩, 싱가포르에서도 20세 이하의 90% 이상이 근시입니다.

그중에서도 심각한 상황인 곳이 중국과 한국의 도시 지역입니다. 초등학생의 90% 이상이 근시이며 도수가 상당히 높은 근시인 경우도 있습니다.

왜 아시아인에게 근시가 많은가에 대해 여러 가지 설이 있는데, 그중하나로 근시가 되기 쉬운 체질일 가능성이 지적되고 있습니다. 게다가 근시가 최근 급격히 증가하는 것을 보면 교육 수준을 높이기 위해 너무 어릴 때부터 집이나 학원에서 과도하게 공부를 시키는 것도 영향을 미쳤을 것으로 짐작됩니다. **수험 공부는 실내에서의 근거리 작업 중 최고봉입니다.** 중국과 한국에서 수험생들 간의 경쟁은 그 치열함이 일본 이상이라고 들었습니다.

반면에 마사이족이나 호주 원주민, 북극권에 사는 이누이트족은 근시가 아주 적은 것으로 알려져 있습니다. 이는 원시에 가까운 생활을 하고 있기 때문일 것이라고 합니다. 아프리카에서도 근시는 불과 4~5% 정도에 불과합니다. 역시 실내에서 하는 근거리 작업이 적고 밖에서 자연의 빛을 몇 시간 정도 쬐는 것이 근시 억제에 효과적일 가능성이 큽니다.

다만 아프리카에서도 앞으로 근대화와 도시화가 진행되어 생활 환경이 바뀌면 근시도 증가하게 될 것입니다. 실제로 마사이족이나 호주 원주민, 이누이트족이 도시 생활을 하면서 아이들이 학교에 다니고 난 뒤부터 근시가 증가하고 있습니다.

오키나와는 한때 '세계 최고의 장수촌'으로 유명했지만, 오키나와 전통 식생활에서 패스트푸드 등 서구화된 식생활로 바뀌고 자동차 보급을 비롯한 라이프 스타일이 크게 바뀜에 따라 평균 수명이 급속하게 짧아지고 있습니다.

일반적으로 유전자 변화가 필요한 생물의 진화는 10만 년에서 100만

년 단위로 발생해 왔습니다. 오키나와에서 일어나고 있는 일은 불과 수십 년에 불과한 단기간의 변화이므로 오키나와 사람들의 유전자가 바뀐 것은 아닙니다. 생활 환경이 변화함에 따라 비만이나 당뇨병 등의 생활 습관병이 증가하면서 수명이 짧아진 것입니다.

근시, 유전보다 환경이다

인체의 모든 변화와 질병은 유전적 요인과 환경적 요인, 두 가지가 작용합니다.

먼저 환경과는 무관하게 단지 유전적인 요인만으로 결정되는 것도 있습니다. 예를 들어서 눈 색깔이 그렇습니다. 세상에는 파란 눈, 검은 눈 등 다양한 눈 색깔을 가진 사람들이 있는데, 눈의 색소에는 유전적인 요소가 크게 영향을 미칩니다. 녹내장 같은 질병도 가족력이 중요합니다. 다만 자신이 녹내장에 걸린 경우, 유전적 요인과 환경 요인 중 어느쪽이 우위인 녹내장인지 구별할 수 없는 부분이 있습니다.

근시는 어떨까요? **특히 근시의 경우에는 유전적 요인보다 환경적 요인이 훨씬 큽니다.**

근시와 관련된 유전자가 200개 이상 발견됨에 따라 근시가 되기 쉽거나 어려운 체질이 실제로 있다는 것이 확인되었습니다. 다만 유전적으로는 그렇다고 해도 환경의 영향이 그것을 능가한다고 생각합니다.

유전적으로 쉽게 살이 찌는 사람은 살이 잘 찌지 않는 체질인 사람과 같은 양의 식사를 해도 살이 찌게 되는데, 실제로 칼로리를 제한하면 살이 찌지 않습니다. 근시도 이와 마찬가지입니다.

앞에서 말했듯이 20세 정도까지의 눈 성장기에 실내 근거리 작업만 하면 근시가 되기 쉬운데, **이것은 부모가 아무리 눈이 좋아도 상관없습니다. 뒤집어서 말하면 부모가 근시라 해도 아이들의 환경을 바꿔 주면 근시가 발병하지 않을 가능성이 충분히 있다는 뜻입니다.**

생각해봅시다. 일본도 불과 얼마 전까지만 해도 근시인 사람이 이렇게 많지는 않았을 것입니다. 저의 경우에도 부모님 모두 맨눈 시력이 좋았고, 아버지 형제나 어머니 형제도 안경을 쓴 모습을 본 기억이 없습니다. 근거리 작업이 급격히 증가하게 된 환경 변화가 유전 이상에 영향을 미친 것입니다.

근시는 병이다

다시 '근시가 병'이라는 내용으로 돌아가 보겠습니다.

근시가 병인지에 대해서는 사실 전문가들 사이에서도 아직 논의가 계속되고 있습니다. 국가나 학회에 따라서도 입장이 다양해서 아직 합의가 이루어지지 않았습니다.

일본에서는 '근시는 굴절 이상이다'라는 표현을 자주 사용합니다. 정말 미묘한 표현입니다. '이상'이므로 정상적이지 않은 의학적 상태이기는 하지만 반드시 질병이라는 뜻은 아니라는 말입니다.

이런 입장을 취하는 사람은 환자를 괜히 불안하게 만드는 것은 문제라고 말합니다. 또 근시까지 질병이라고 만들어서 의료비를 늘리려고 한다며, 괘씸하다는 의견도 있습니다.

반면에 저를 포함해서 근시는 병이라는 입장을 취하는 사람들이 있습니다.

지금까지 말했듯이 근시는 먼 곳이 보이지 않을 뿐 가까이 있는 것은 잘 보입니다. 그래서 가까이 있는 것을 볼 일이 많은 현대인에게는 편리한 상태라고 할 수 있습니다. 가벼운 근시에 머무른다면 그다지 큰 문제가 되지 않지만, 계속 그렇게 된다는 보장은 어디에도 없습니다.

가벼운 근시라면 괜찮다고 생각할 수도 있겠지요. 아마 '근시는 굴절 이상이다'라고 하는 분들은 대체로 그렇게 생각하고 있을 것입니다.

하지만 안타깝게도 가벼운 근시로 끝나지 않습니다.

보이지 않게 되는 것을 좋아할 사람은 없습니다. 안경이나 콘택트렌즈를 놓을 수 없게 되는 삶 또한 힘듭니다. 무엇보다 모든 근시는 정도의 차이는 있지만 녹내장, 백내장, 망막 박리, 근시성 황반변성 같은 실명으로 이어질 수 있는 질병에 걸릴 확률을 높여 줍니다.

근시는 '눈의 다른 질병을 초래하는 원인'이 될 수 있습니다. 말하자면 질병을 일으킬 위험이 큰 의학적 상태를 질병으로 봐야 하는지 아닌지를 생각해야 한다는 것입니다.

근시가 질병이라는 말을 듣고 어쩐지 무섭다거나, 부정적으로 받아들이는 분들도 적지 않을 것입니다. 단지 질병이라고 하면 주의를 끌 수 있기 때문에 근시를 더 이해하려고 하거나, 아이가 근시가 되지 않게 하려는 사람이 증가하는 것을 기대할 수 있는 측면도 있습니다.

또 질병으로 인식되기 시작하면서 세계적으로 다양한 연구자들이 새로운 치료법을 개발하고 있습니다. 중요한 것은 현실을 직시하는 것입니다. 저는 근시가 병이라는 입장입니다.

눈 수술을
되도록 권하지 않는 이유

정밀한 장기에 메스를 대는 두려움

안구는 여러 방향을 보기 위해 '떠 있는' 상태입니다. '매달려 있다'는 표현이 더 맞을 수도 있습니다. 결막은 눈꺼풀 안쪽과 안구의 흰자위를 덮고 있는 투명한 막으로, 각막의 끝부분까지 덮고 있습니다. 또 눈 주위의 근육이나 지방 조직도 안구의 위치를 정상으로 유지하도록 보호해줍니다. 이렇게 해서 안구는 빠른 속도로 정밀하게 방향을 바꾸면서 움직입니다.

이렇게 극도로 정밀하게 제어되는 장기인 눈에 메스를 대는 것은 가능한 한 피하는 것이 좋다고 생각합니다.

카메라 렌즈는 매우 오랜 시간에 걸쳐 몇 단계의 꼼꼼한 연마 과정을 거쳐 만들어 집니다. 공업 제품도 그러한데, **인간의 눈을 불과 몇십 분에서 몇 시간 내에 수술하는 것은 너무한 것 같다고 생각하기 때문입니다.**

저는 수술에 '절대'라는 말이 성립되지 않는다는 것을 수없이 경험했습니다. 물론 대부분의 수술은 안전하고 백내장이나 라식, 최근의 ICL(제6장에서 설명) 등은 환자 만족도가 매우 높은 수술입니다. 그래도 드물게 합병증으로 수술 전보다 상태가 더 나빠지는 사람이 있습니다. 눈앞에 있는 환자가 절대 그렇게 되지 않는다고 단언할 수는 없습니다.

제가 임상의였던 시절, '어차피 장래에 백내장이 될 거라면 빠른 시일 내에 수술해버리자'라는 식의 움직임이 미국 캘리포니아주에서 확산됐습니다. 이것이 '캘리포니아형 백내장'이라는 이름으로 야유를 받았던 기억이 있습니다. 아직 충분히 볼 수 있는 눈에 그런 이유로 메스를 댄다는 것은 터무니없다고 생각했습니다. 극단적으로 비유하자면, 미래에 위암이 생길지도 모르니까 건강한 위를 이유도 없이 절제하는 것과 비슷합니다.

물론 긴급하고 필요성이 높은 수술은 어쩔 수 없습니다. 긴급하지 않더라도 장래에 매우 높은 확률로 악성 종양이 발생한다고 유전적으로 정해진 체질의 사람이 예방 차원에서 장기를 절제하는 것은 중요합니다. 다만 그렇지 않다면 수술에 대한 선택은 신중하게 결정하는 편이 좋습니다. 여러 가지 의견이 있을 테지만, 지금도 저는 그렇게 생각하고 있습니다.

오해를 무릅쓰고 말하자면, 사물이 잘 보이지 않으면 일상생활을 하기 어려울 뿐입니다. 사냥을 하러 가거나, 자동차를 운전하는 등 시각 기능에 의존한 생활 행동을 하지 않는다면 잘 보이지 않는 상태로 내버려둔다고 해서 무슨 문제가 생기는 것은 아닙니다. 백내장 수술을 하지 않아도 정상적인 생활을 할 수 있는 라이프 스타일을 가진 사람도 있습니다.

감기에 항생제 처방은 남용에 가깝다

참고로 임상의 시절에는 약도 될 수 있으면 처방하지 않았습니다. 병원이나 진료소(클리닉)의 경영적인 관점에서 보면 수술 건수가 많을수록, 그리고 약을 많이 처방할수록 돈을 벌 수 있습니다. 제약 회사에서 받는 평가도 오르고 좋은 일이 많습니다.

환자에게서 "기왕에 병원에 왔으니 안약을 주세요", "다른 선생님은 안약을 많이 주던데…"라는 말을 듣기도 했는데, 저는 "약이 필요 없으니 안 먹어도 됩니다"라며 제 뜻을 굽히지 않았습니다.

투여하지 않으면 생명이 위험하거나, 상태가 나쁜 사람에게는 당연히 약을 사용해야 합니다. **하지만 애초에 인간에게는 면역력과 자연 치유력이 있다는 사실을 좀 더 인식해야 한다는 것이 제 생각입니다.** 참고로 약 중에는 단순한 플라세보 효과(위약 효과)를 노리는 것도 있습니다.

최근에는 일본에서도 줄어들었다고는 생각하는데, 예전에는 감기에 걸리면 항생제를 당연하다는 듯이 처방했습니다. 서구에서는 원래 필요 없는 약을 처방하는 것은 상당히 부정적으로 받아들입니다.

우리 몸에 들어가는 약제 같은 화학물질은 건강기능식품을 포함하여, 특히 장기간 투여할 경우 간과 신장에 부담을 줍니다. 따라서 몸속에 무언가를 넣는 일은 상당히 신중하게 결정하는 것이 좋다는 공통된 인식이 있습니다. 의료비 상승과 관련될 수도 있습니다. 특히 항생물질에 관해서는 '균교대증'으로 항생제가 효과가 없어지거나, 효과가 별로 없는 내성균이 발생하는 것도 우려되고 있습니다.

피곤하면 링거를 맞는 게 좋은 걸까?

균교대증이란 항균제의 영향으로 어떤 종류의 세균이 비정상적으로 증식하는 현상을 말합니다. **항생제를 남용하면 그것을 이겨내는 균이 반드시 나타나게 됩니다.** 그러면 이전에는 효과가 있었던 항생제로는 대응할 수 없게 됩니다. 그 외에도 약물 발진 등의 부작용이 나타날 수도 있고, 자칫하면 아나필락시스(anaphylaxis, 여러 장기나 전신에 나타나는 알레르기 증상)를 일으킬 수도 있습니다.

약은 아니지만 '피곤할 때 마늘 주사를 맞으면 효과가 있어'라며 별 고민 없이 비타민을 넣은 링거를 맞는 분들이 있습니다. 이에 대해서도 저는 웬만하면 안 맞아야 한다고 생각합니다. **기본적으로 링거는 정맥 속으로 약물을 직접 주입하는 것이므로 위험을 수반하기 때문입니다.**

어떤 이물질이 혈관에 들어가면 그것을 끄집어내는 것은 불가능합니다. 또 단순히 비타민제를 먹는다고 해서 누구에게나 정말 의미 있을 정도로 피로 회복을 촉진할 수 있을지 의문이며, 장기 사용할 경우 안전성에 관해서도 충분한 증거는 없습니다.

플라세보 효과로 건강해지는 사람도 있기 때문에 그것만으로도 좋지 않으냐는 사람도 있겠지만, 적어도 마늘 주사는 그 정도에 불과하다는 사실은 알아 두었으면 합니다. 건강기능식품 등의 화학물질에 되도록 의존하지 말고 균형 잡힌 식사를 하고 스트레칭 등을 하며 잠을 잘 자는 것이 피로 회복에 가장 큰 도움이 될 것입니다.

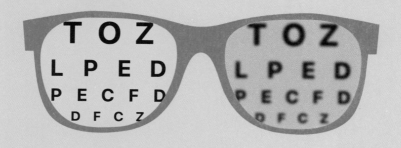

제 **2** 장

아이들 스마트폰
사용의 위험성

눈에 대해 너무 모른다는 것이 문제다

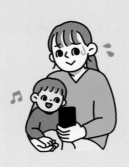

근시는 실명 위험으로 이어진다

1장에서 '근시는 병이다', 그리고 '근시는 실명으로 이어지는 병이 될 확률을 높인다'라고 설명했습니다. 그 이유가 뭘까요?

구체적으로 말하면 근시인 사람은 장래에 망막 박리, 녹내장, 백내장, 근시성 황반변성 같은 질병에 걸릴 위험이 커집니다. 녹내장, 백내장이라는 말은 독자 여러분이 자주 들었을 테지만, 반대로 근시성 황반변성은 별로 익숙하지 않을 것입니다. **이러한 안과 질환은 모두 장래에 실명으로 이어질 위험이 있는 질병이라는 점에서 공통적입니다.**

그중에서도 고도 근시인 사람이 정시인 사람과 비교했을 때, 이러한 눈 질환의 합병증을 동반할 확률이 매우 높아집니다(〈표 2-1〉 위쪽). 망막 박리, 녹내장 등 각각의 질병에 대해서는 제4장에서 자세히 살펴보기로 하고, 여기서는 근시와의 관련성에 대해 알아보겠습니다. 아직 확실한 것은 알 수 없지만, 몇 가지 유력한 가설이 존재합니다(〈표 2-1〉 아래쪽).

먼저 망막 박리입니다.

망막은 다양한 화상 처리를 하는 컴퓨터 같은 기능을 가지고 있는데, 0.1~0.4mm로 신문지 몇 장 정도의 두께에, 무게도 1g 동전의 10분의 1 정도에 불과한 섬세한 조직입니다.

제1장에서도 언급했듯이 인간의 망막은 중추 신경 조직의 일부입니다. 신경 조직은 태어날 때 수와 크기가 기본적으로 정해져 있어, 성장

표 2-1　근시의 위험성

● 고도 근시(≧ -6D)의 경우

안질환	망막 박리	녹내장	백내장	근시성 황반증
걸리기 쉬운 정도	22배	14배	5배	41배

출처: 일본 안과 의사회

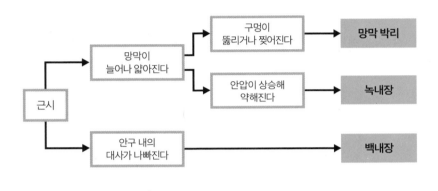

해도 증가하지 않습니다. 근시는 안구의 길이가 늘어나는 것이며, 안구의 길이가 늘어나면서 당연히 망막도 함께 늘어납니다.

이때 너무 늘어나서 망막이 얇아지면 구멍이 뚫리거나 찢어져서 벗겨지는데, 이것이 망막 박리입니다. 망막 박리는 복싱 선수 등이 강한 펀치를 맞아서 생긴 것이라고 생각하는 분들이 많을 것입니다. 뒤에서 설명하겠지만 충격을 받지 않아도 노화로 인해 생길 수도 있습니다. **그리고 근시가 원인일 수도 있습니다. 망막 박리는 심해지면 실명으로 이어집니다.**

근시로 인해 안압이 상승해 약해진다

다음으로 녹내장입니다.

녹내장은 세계 실명 원인 중 2위입니다. 눈 속에는 망막에서 뇌로 이어지는 시신경이 있는데, 이 시신경이 서서히 파괴되는 질병입니다. 빛을 감지하는 세포(망막의 원추세포)는 있지만, 전달하는 와이어 코드가 끊어져(시신경이 파괴되어) 버린 셈입니다. 와이어가 끊어지면(시신경이 파괴되면) 일반적으로 시야 협착을 일으킵니다. 시야가 주변부부터 서서히 줄어들기 때문에 좁아집니다. 그러다가 결국 보이지 않게 됩니다.

녹내장이 되는 것은 눈 속 압력(안압)이 상대적으로 상승함에 따라 혈액 순환 장애가 일어나거나, 시신경이 눌려 시신경 기능에 이상을 초래하는 것이 주된 원인입니다. 눈은 찌그러지지 않도록 물풍선처럼 안구 내부의 일정한 압력이 유지되고 있습니다. 그것이 안압입니다. 안압이 극단적으로 낮아지면 망막에 주름이 생깁니다. 이렇게 되면 사물이 잘 보이지 않게 됩니다.

근시인 경우 안구의 길이가 늘어나며, 망막도 늘어나서 얇아진다고 앞에서 설명했습니다. **말하자면 보통 사람보다 안압에 대해 약한 상태이며, 혈액 순환도 나빠집니다. 이러한 것들이 시신경이 손상되는 위험을 높입니다.**

게다가 근시인 사람은 녹내장을 조기 발견하는 데도 장애가 생길 수 있습니다. 눈 안쪽에 시신경 유두라는 부분이 있는데, 녹내장이 되면 시신경 유두의 함몰 부분이 증가하기 때문에 정시인 경우에는 검사하면 바로 '이상하다'는 것을 알 수 있습니다.

그런데 근시가 심해지면 시신경 유두의 모양이 변하는 경우가 있습니다. 그러면 녹내장이 만든 함몰 부분을 찾기 어려워져서 결과적으로 발견이 늦어질 수 있습니다.

백내장은 어떨까요?

수술로 치료 가능한 질병이기는 하지만, 전 세계적으로 실명 원인 제1위는 백내장입니다. '백내장은 나이가 들면 생기는 거 아닌가?'라는 사람이 많을 것 같은데, 그렇지 않습니다. 근시가 진행되면 안구가 늘어나지만, 이는 단순히 모양의 문제만이 아닙니다. **모양이 바뀜에 따라 안구 내의 대사도 나빠질 가능성이 있는데,** 이것이 더 진행되면 백내장이 될 위험이 커질 수 있습니다.

그 외에도 약간 전문적인 내용이긴 한데, 백내장이 되면 빛의 산란 현상이 늘어나 산화 스트레스가 증가하고, 수정체에 대한 기계적인 스트레스도 증가합니다. 이런 모든 것들이 백내장의 발병 위험을 더욱 높이는 것으로 추측됩니다.

마지막으로 근시성 황반변성은 바로 근시가 원인이 되어 발생하는 황반변성입니다.

망막이 늘어나서 얇아지면 망막 뒤에서 산소를 공급해주는 맥락막도 얇아져서 약해집니다. 따라서 혈류도 나빠집니다. 그러면 몸은 어떻게든 산소를 보내고 싶어서 새로운 혈관(신생혈관)을 만들려고 합니다. **그런데 신생 혈관은 일반 혈관에 비해서 굉장히 약하고 불안정합니다. 따라서 출혈이 발생하거나 사물이 왜곡되거나 희미하게 보입니다.** 근시성 황반변성은 실명 원인 중 상위를 차지하는 세계적으로 악명 높은 질환입니다.

시력장애인은 생각보다 많다

지금까지의 설명으로 **근시로 안구가 늘어난다 ⟶ 안구가 늘어남에 따라 망막이나 시신경에 부담이 가중된다 ⟶ 안구 질환을 유발한다**는 관계성을 이해했으리라 생각합니다. 여기까지 읽은 분들은 대부분은 이해하셨겠지만, 그럼에도 여전히 근시가 앞에서 설명한 질병들과 연결되어 있다는 것을 잘 납득하지 못할 것이라 생각합니다. 그것은 아마도 근시가 전안부의 문제라고 생각하기 때문인 듯합니다.

전안부란 각막이나 수정체처럼 눈의 앞쪽에 있는 부분을 말합니다(《표 1-2》). 근시를 치료하는 라식이 눈의 표면에 있는 각막을 깎아내는 것이고, 초점 조절을 담당하는 것도 눈의 표면에서 가까운 곳에 있는 수정체이기 때문에 그런 오해가 생겼을 것입니다. 하지만 앞서 말했듯이 **근시, 특히 근시의 대부분을 차지하는 축성 근시는 망막, 맥락막, 공막과 같은 '후안부'의 문제입니다.**

참고로 **라식이나 렌즈 삽입술인 ICL로 근시가 개선된 경우 위험이 줄어드는**

가 하면, 전혀 그렇지 않습니다. 눈이 잘 보이게 되었다고 해서 근시가 근본적으로 해결된 것은 아니기 때문입니다. 안구가 뒤로 늘어난 상태는 변함이 없기 때문에 망막 박리나 녹내장, 백내장 등이 발병할 확률을 낮출 수는 없습니다.

지금은 가벼운 근시라고 해도 앞으로 눈이 얼마나 더 나빠질지는 예측할 수 없습니다. 따라서 모든 종류의 근시를 예방하고, 진정한 의미에서 치료하는 것이 중요합니다. 근시가 되지 않았다면 실명하지 않았을 것이라는 사람이 앞으로 많이 나올 것을 우려하고 있습니다.

'내가 실명한다는 것은 있을 수 없는 일이다'라고 생각하는 사람이 대부분일 것입니다. 하지만 **전혀 보이지 않거나 시력이 상당히 떨어진 '시력 장애'가 있는 사람이 상상 이상으로 많은데,** 일본만 해도 일본 안과 의사회가 2007년에 보고한 추정치로 160만 명이 넘습니다. 남의 일이 아닙니다. 게다가 고령화 사회가 되면서 해마다 증가 추세에 있습니다.

사회 전체적으로 봐도 근시인 사람들이 앞으로 이러한 2차성 안질환에 걸린다면 눈과 관련된 의료비가 엄청날 것이라는 우려도 있습니다.

안경을 써도 근시는 진행된다

근시에는 이러한 위험이 있는데도 '눈이 나쁜 것은 어쩔 수 없다', '근시는 병이 아니다'라고 말하는 사람이 아직도 있다는 것이 걱정입니다.

'안경을 쓰면 되니까 신경 쓰지 않아도 된다'라고 생각하는 것도 문제입니다. **왜냐하면 안경을 쓰거나 콘택트렌즈를 낀다고 해서 근시가 좋아지는 것이 아닙니다. 오히려 근시가 더 악화할 수 있습니다.** 실제로 안경을 바꿔도 얼마 지나지 않아 다시 잘 보이지 않게 되므로 도수를 자주 바꾸는 아이들도 많습니다.

이쯤에서 제1장에서 설명했던 '눈이 보이는 기본적인 메커니즘'를 다시 생각해봅시다. 망막은 빛을 포착하는 필름의 역할을 담당합니다. 망막의 중심 부분을 황반이라 하고, 그 한가운데 있는 작은 함몰 부위를 중심와라고 합니다. 중심와는 지름 1.5~2mm의 크기로, 중심부가 움푹 들어가 있습니다. 이때 중심와에서 '와(窩)'는 구덩이를 뜻합니다.

황반부의 중심와는 시각 기능이 가장 뛰어난 핵심 부분입니다. 망막에서 초점이 맞다는 것은 정확하게 말하면 중심와에서 초점이 맞다는 의미입니다. 우리는 눈 전체로 사물을 보는데, 특히 **중심와라는 한 점은 해상도가 높아서 사물을 선명하게 보는 데 매우 중요한 역할을 합니다. 즉 물체를 선명하게 보기 위해서는 물체의 상이 중심와에 맺혀야 합니다.** 중심와 시력이 1.5인 사람도 중심와에서 멀어질수록 해상도가 떨어져서 주변부 망막의 시력은 0.1 정도밖에 되지 않습니다.

이를 토대로 해 근시로 인해 안경을 쓰는 경우를 살펴보겠습니다. 축성 근시는 눈의 깊이(안축장)가 늘어남에 따라 먼 곳이 흐릿하게 보이는데, 안경을 쓰거나 콘택트렌즈를 착용하면 멀리 있는 것을 볼 수 있게 됩니다. 이것은 눈앞에 렌즈를 끼우면 빛의 굴절이 변하기 때문입니다.

안경을 써도 근시가 진행되는 이유

근시를 교정하는 안경에는 굴절력을 약화하는 오목 렌즈를 사용합니다. 굴절이 약해지면 빛이 퍼져 눈에 들어오게 되며, 초점은 그만큼 멀리서 맞춰집니다. 그 결과 바로 앞에서 맞추어졌던 초점이 망막의 황반부까지 도달해서 초점이 맞춰져 멀리 있는 것이 선명하게 보이는 구조입니다(《표 2-2》).

하지만 그것으로 모든 것이 나아졌다고 할 수는 없습니다. 축성 근시가 심해지면 안구가 누운 달걀이나 가지처럼 타원형으로 됩니다. 망막도 당연히 동그란 정시의 눈과 비교하면 가파른 커브로 되어 있습니다.

한편 빛이 닿는 초점면은 수정체의 커브 등이 규정된 구면 형태로 되어 있습니다. 초점면은 축성 근시가 진행되어도 변하지 않습니다. 눈이 뒤쪽으로 늘어나면, 일반적인 안경을 써도 초점면도 같은 커브를 유지한 상태로 그만큼 뒤로 이동할 뿐입니다(《표 2-3》).

즉 눈의 커브와 초점면의 커브에 차이가 발생하게 됩니다. 그러면 어떤 일이 일어나게 될까요.

근시용 오목 렌즈 안경을 쓰면 황반부 중심와에서는 초점면에서 초점이 딱 맞춰집니다. 이때 황반부 중심와 주위(주변부 망막)에서도 초점면에

표 2-2   근시의 교정

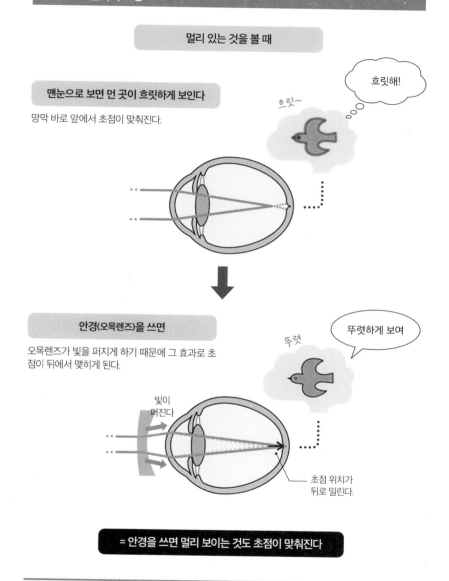

멀리 있는 것을 볼 때

맨눈으로 보면 먼 곳이 흐릿하게 보인다

망막 바로 앞에서 초점이 맞춰진다.

흐릿~

흐릿해!

안경(오목렌즈)을 쓰면

오목렌즈가 빛을 퍼지게 하기 때문에 그 효과로 초점이 뒤에서 맞히게 된다.

뚜렷

뚜렷하게 보여

빛이
퍼진다

초점 위치가
뒤로 밀린다.

= 안경을 쓰면 멀리 보이는 것도 초점이 맞춰진다

표 2-3   안경을 써도 망막의 주변부에서는 초점이 맞지 않는다

근시가 되면

초점면은 구형인데 근시가 되면 눈이 타원형으로 변형된다(눈의 커브와 초점면의 커브에 차이가 발생한다).

안경을 쓰면

눈이 늘어나면 초점면도 뒤쪽으로 밀려난다.

뒤로 밀려난 위치에서 안경을 통해 들어오는 빛을 받아 초점이 맞춰진다.

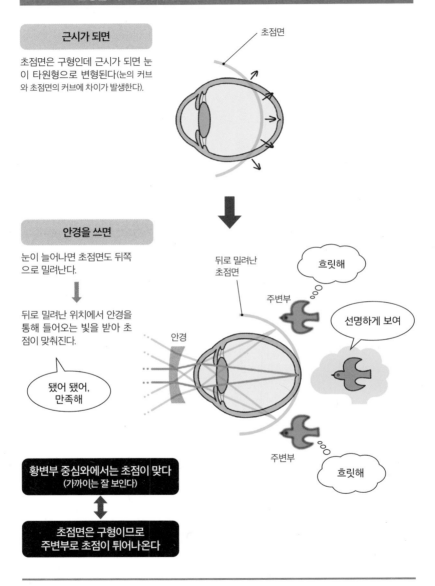

황변부 중심와에서는 초점이 맞다
(가까이는 잘 보인다)

초점면은 구형이므로
주변부로 초점이 튀어나온다

서 초점이 맞지만, 그 위치가 눈 밖으로 상당히 튀어나와 있어 상이 흐릿하게 보입니다. 일반적으로 생각하면 '가장 중요한' 황반부 중심와에서 초점이 맞기 때문에 주변부가 다소 흐릿하다고 해도 큰 문제는 아닐 것입니다.

다만 이상한 점은 최신 연구에 따르면 **눈은 중심에서 초점이 맞는 것보다, 주변부에서 초점이 흐려지는 것을 '더 심각하게 받아들인다'는 것이 확인되었습니다.**

즉 안축이 늘어나는지 아닌지의 기준은 망막의 중심부가 아니라 주변부의 초점에 따라 영향을 받는다는 것입니다. 그 결과 **주변부로 튀어나온 초점을 쫓아서 망막은 더욱 뒤쪽으로 뻗어나가려고 하게 됩니다.** 이렇게 되면 악순환이 시작됩니다(《표 2-4》).

주변부에 맞춰 눈이 더 뒤쪽으로 늘어나서 황반부에서도 초점이 맞지 않게 됩니다. 그러면 우리는 어쩔 수 없이 안경이나 콘택트렌즈의 도수를 높입니다. 또 그러면 황반부에서는 다시 초점이 맞춰지지만, 주변부의 초점이 또다시 튀어나오게 됩니다. 눈은 초점을 쫓아서 더욱더 뒤쪽으로 늘어나는 상황이 반복됩니다.

이것이 근시가 악화되는 메커니즘입니다. 전문적으로 말하면, 주변부 망막의 원시성 축외 수차 가설입니다. '원시'란 앞서 설명했듯이 초점이 밖으로 튀어나와 망막의 바깥쪽에 맺히는 것, '축외'란 시축에서 벗어난 주변부 망막을 말하는 것이며, '수차'란 어긋난다는 말로 광선이 한

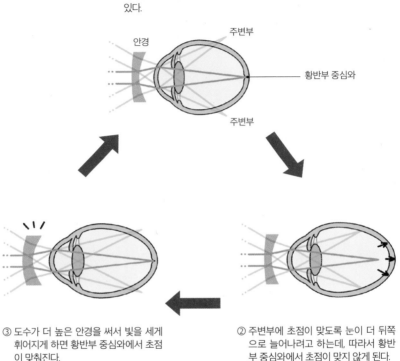

표 2-4 안경을 써도 근시가 진행되는 이유

① 안경을 쓰면 황반부 중심와에서는 초점
  이 맞춰지지만, 주변부에서는 튀어나와
  있다.

주변부

안경

황반부 중심와

주변부

③ 도수가 더 높은 안경을 써서 빛을 세게
  휘어지게 하면 황반부 중심와에서 초점
  이 맞춰진다.

② 주변부에 초점이 맞도록 눈이 더 뒤쪽
  으로 늘어나려고 하는데, 따라서 황반
  부 중심와에서 초점이 맞지 않게 된다.

점에 모이지 않아 영상이 흐려지거나 일그러진다는 뜻입니다.

참고로 주변부는 사물을 선명하게 포착하는 힘이 황반부보다 크게

떨어지지만, 감도는 반대로 주변부가 황반부보다 어두운 빛을 더 잘 느

낄 수 있습니다.

밤하늘에 밝게 빛나는 별을 바라보고 있다고 합시다. 주위에는 어두운 별도 있습니다. 이때 어두운 별 쪽으로 시선을 옮기면, 원래 있었던 어두운 별이 사라져 버리는 경우가 있습니다.

이것도 감도의 차이가 원인입니다. 주변부 망막에서 '어두운 별=어두운 빛'을 느끼고 있다가, 다시 망막의 중심에서 제대로 보려고 하면 감도가 떨어져 보이지 않게 되는 이상한 일이 일어납니다.

도수란 무엇인가?

이렇게 근시가 점점 진행되면 사람에 따라서는 '고도 근시'의 상태까지 눈이 나빠집니다. 일반적으로는 다음과 같이 분류합니다(〈표 2-5〉 참조).

· 경도 근시= 마이너스 0.5D 이상~마이너스 3.0D 미만의 근시
· 중등도 근시= 마이너스 3.0D 이상~마이너스 6.0D 미만의 근시
· 고도 근시= 마이너스 6.0D 이상의 근시

마이너스 7.0D에서 10.0D의 상당히 강한 근시가 있는 아이들도 있습니다.

그런데 D가 무슨 뜻인지 궁금해하는 분들이 많을 것입니다. **D는 굴절**

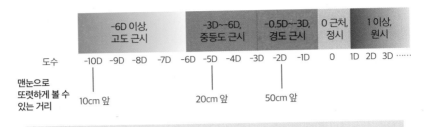

표 2-5 도수의 기준

-6D 이상, 고도 근시	-3D~-6D, 중등도 근시	-0.5D~-3D, 경도 근시	0 근처, 정시	1 이상, 원시

도수 -10D -9D -8D -7D -6D -5D -4D -3D -2D -1D 0 1D 2D 3D ······

맨눈으로 또렷하게 볼 수 있는 거리   10cm 앞   20cm 앞   50cm 앞

도수는 '1m÷맨눈으로 또렷하게 볼 수 있는 거리(m)'로 산출한다.
예를 들어 또렷하게 보이는 거리가 50cm라면 1m÷0.5m=2,
1m보다 짧은 거리는 근시로 간주하고 마이너스를 붙여 표기하므로 '-2D'가 된다.

률을 나타내는 단위로 '도수'를 말합니다. 디옵터(Diopter)의 머리글자를 따서 'D'라는 단위로 나타냅니다. 굴절률은 수정체 렌즈의 강도를 수치로 나타낸 것이라고도 할 수 있습니다. 마이너스 0.5D란 마이너스 0.5 렌즈를 넣었을 때 초점이 딱 맞는 눈을 말합니다.

전문적으로 말하면 디옵터(굴절률)의 역수가 초점거리가 됩니다. 예를 들어 0.5D인 사람은 '1÷0.5=2'가 되어 2m 앞까지 초점이 맞다, 혹은 원점이 2m라고 말합니다. 마이너스 10D인 사람은 '1÷10=0.1'이므로 10cm 앞까지만 초점이 맞다는 뜻입니다.

마이너스가 붙은 것은 근시, 플러스가 붙어 있는 것은 원시입니다. 둘 다 **숫자가 커질수록 눈이 나빠졌다는 것을 의미합니다.**

제가 평소 안타깝게 생각하는 점은 보통 "당신은 눈이 좋습니까"라고 물으면 시력에 대해서만 답변만 들을 수 있다는 것입니다. "오른쪽이 0.7이고 왼쪽이 0.5입니다"라는 식입니다. 그런데 대만 같은 곳에서는 대체로 "마이너스 1.5D입니다", "플러스 2.5D입니다"라는 식으로 대답합니다.

시력은 주관적인 지표입니다. 시력검사에 사용되는 표준화된 시력 측정 기호인 란돌트 고리(Landolt ring, C자 모양)는 고리의 구멍이 뚫린 방향을 대답하는 것입니다. 확실하게 본 사람도, 어림짐작으로 대답한 사람도 구멍의 방향이 맞기만 하면 같은 결과가 됩니다.

검사하는 당일, 너무 피곤해서 집중하지 못하면 시력이 떨어질 수도 있습니다. 검사 직전의 사건이나 마음 상태에 따라서도 영향을 받습니다. 그런 의미에서 시력은 **상당히 불균형한 지표입니다.**

시력만 보고 판단해서는 안 된다

게다가 1.0, 0.8, 0.5라는 숫자로는 원시인지 근시인지 난시인지 알 수 없습니다.

좀 더 구체적으로 말하면, 가벼운 근시나 난시가 진행되고 있어도 시력이 별로 떨어지지 않는 사람도 있습니다. 왜냐하면 **시력은 각막, 수정체, 망막, 그리고 뇌의 '종합력'의 결과이기 때문입니다.** 망막의 상태가 좋은 사람은 수정체의 상태가 다소 나빠져도 뚜렷하게 보입니다. 반면 눈에 문제가 없더라도 뇌 기능이 떨어지면 시력도 떨어집니다.

통상적인 시력 검사에서 측정하는 것은 정지 시력뿐입니다. 그 외에도 주변에서 사물이 날아오는 것을 알아차리는 동체 시력, 색을 구분하는 시력, 어두운 곳에서도 보이는 시력 등 다양한 종류가 있는데도 불구하고 말입니다.

도수라는 것은 객관적인 지표입니다. 날짜에 따라 달라지는 것도 아니고 안정적입니다. 게다가 마이너스 0.5D였던 사람이 다음 해에는 마이너스 1.0D가 되면 근시가 진행되었다는 것을 바로 알 수 있습니다. 더욱이 그 다음 해에 마이너스 1.5D가 되면 근시가 더 진행되고 있음을 알 수 있습니다.

도수는 바로 측정할 수 있습니다. 안과라면 정확하게 측정할 수 있고, 제대로 된 측정 장치가 있는 안경점에서도 대략적인 수치는 측정할 수 있습니다. 최신 시설을 갖춘 근시 클리닉에서는 안축의 길이도 측정할 수 있습니다. 하지만 사람들은 대부분 자신의 눈에 대해 정확한 수치를 모른 채 지내고 있습니다.

스마트폰 육아는 눈을 나쁘게 할까?

그 외에도 제가 사람들의 눈에 대한 인식이 너무 낮다고 생각할 때가 있는데, 바로 '스마트폰 육아'입니다.

예를 들어 병원 대기실이나 전철 안에서 아이에게 스마트폰으로 애니메이션 같은 것을 보여 주면 아이는 조용해집니다. 흔히 볼 수 있는 광경입니다. 여기까지 읽은 분들은 당연히 이해하겠지만, 이것은 당연히 눈에 좋지 않은 행위입니다.

유아기에 실내에서 근거리 작업을 장시간 계속하면 근시인 아이가 되어 버립니다. 아이가 시끄럽게 해서 주위에 폐를 끼치게 될까봐 걱정하는 부모의 마음도 이해하지만, 아이에게 장래에 근시가 될 위험을 안겨 줄 수 있다는 인식이 필요합니다.

사실은 **스마트폰이 아이의 눈을 확실하게 나쁘게 한다는 결정적인 증거는 현재로서는 없습니다. 책을 읽거나 하는 것에 비해 특별히 눈에 나쁘다는 연구 결과도 없습니다.** 근시와 스마트폰에 관한 연구 결과가 다수 보고되고 있는데, 관계가 있다는 보고도 관계가 없다는 보고도 있습니다. 하지만 현 단계의 최신 대규모 연구에서는 스마트폰과 근시의 직접적인 연관성은 없다고 확인되었습니다.

서두에서 설명했듯이 과거 40~50년 동안 근시가 급격하게 증가하고 있는데, 스마트폰이나 태블릿이 보급되기 시작한 2010년 무렵부터 갑자기 증가한 것은 아닙니다.

'그럼, 스마트폰 육아는 괜찮은 거 아냐?'라고 생각하는 사람이 있을 수도 있지만, 그렇지는 않습니다. **제 개인적으로는 종이책 읽기와 스마트폰을 이용한 독서, 둘 다 같은 정도로 눈에 좋지 않다고 생각합니다.** 눈을 나쁘게 하는 근거리 작업에 스마트폰과 태블릿이 추가되었다고 하면 이해할 수 있을 겁니다.

다만 아이들에게는 종이책보다 스마트폰이나 태블릿으로 동영상이나 게임을 보는 것이 더 매력적으로 느껴져서, 더 오랜 시간 동안 근거리 작업에 몰두하게 되는 경향이 있습니다.

참고로 글자가 크고 작은 것은 상관이 없습니다. 스마트폰은 화면이 작지만 태블릿 정도 크기면 괜찮지 않을까 하는 생각도 틀렸습니다. 전자 종이(electronic paper)라면 눈에 좋지 않으냐고 묻기도 하지만 크게 다르지 않습니다. **가까운 거리에서 사물을 보고 있는지가 중요합니다.**

눈에 미치는 장기적인 영향을 알 수 있는 것은 이제부터

그런데 만약 정말로 스마트폰이 종이책 독서에 비해 눈에 나쁘다고 해도, 이를 증명하기 위해서는 상당한 시험 과정을 거쳐야 합니다. 어쩌면 스마트폰을 사용하는 아이는 때마침 실내에 있는 경우가 많고, 스마트폰을 사용하지 않는 아이는 실외에 있는 경우가 많았다는 식의, 다른 교란 요인(confounding factor)에 의해 근시가 악화했을 가능성도 있기 때문입니다.

교란 요인을 설명할 때는 흔히 '커피를 마시는 사람을 조사했더니 마시지 않은 사람보다 폐암이 많았다'는 비유가 사용됩니다. 이 말만 들으면 커피가 폐암의 원인이라고 생각하게 되지만, 사실 커피를 자주 마시는 사람은 카페의 흡연구역에서 담배를 피우거나 담배를 피우는 사람과 가까이에 있는 경우가 많기 때문에 폐암에 걸리기 쉬운 것입니다. 이런 경우 담배와 관련된 교란 요인을 제외한 무작위 테스트를 하면 커피가 폐암의 원인이 아니라는 것을 알 수 있습니다.

언젠가는 스마트폰에 관해서도 무작위 테스트가 시행될 수도 있을 겁니다. 그래서 스마트폰이 과학적으로 눈에 좋지 않다는 것이 밝혀질 수도 있겠지만, 지금으로서는 밝혀진 것이 아무것도 없습니다.

알레르기 비염, 피부염, 결막염이 50년 전에 비해서 지금은 환자들이 대단히 많습니다. 아마 어떤 환경 변화가 영향을 미치기 때문일 것입니다. 다만 그 이유가 삼나무를 비롯한 꽃가루인지, 세제에 포함된 물질인지, 식품 첨가물인지, 혹은 생활환경으로 들어오는 공해성 물질인지는 알 수 없습니다.

공중보건 상태가 개선되고 환경이 너무 깨끗해지면서 몸속으로 들어오는 세균이 줄어들어 우리 몸의 면역계가 충분히 활성화될 기회가 줄어들었기 때문이라는 가설이 지금으로서는 유력합니다.

스마트폰은 멀리 두는 것이 현명하다

어릴 때부터 개를 2마리 이상 키우면 알레르기 질환에 잘 걸리지 않는다는 것을 발견한 연구자가 있습니다. 동물을 키우면 외부에서 여러 가지 균을 가지고 옵니다. 그것이 아이에게 노출됨에 따라 적당한 내성이 생긴다는 것입니다.

최근 연구에서는 햄스터를 키우면 오히려 견과류 알레르기가 생길 가능성이 높아진다는 결과도 있습니다. 키우고 있는 애완동물과 알레르기 물질의 조합에 따라 결과는 다릅니다. 보통의 방법으로는 해결되지 않는 것이 면역입니다.

이야기가 잠시 빗나갔지만 **스마트폰이 눈에 미치는 장기적인 영향은 앞으로도 최신 연구 성과를 살펴볼 필요가 있습니다.** 또 뒤에서 제3장에서 설명하겠지만 우리 회사가 개발하고 있는 '쿠보타 안경(Kubota Glass)' 같은 상품을 사용하면 스마트폰을 아무리 봐도 근시가 되지 않는 세상이 찾아올 것입니다. 하지만 그렇다고 해도 **성장기의 아이에게는 스마트폰을 비롯한 근거리 작업을 가능한 한 멀리하는 것이 현명하다는 사실은 분명합니다.**

스마트폰 보급으로 인해 우리가 글자를 읽는 양은 눈에 띄게 증가했습니다. 책을 별로 읽지 않던 아이들도 스마트폰으로 글자를 읽게 되었습니다. 어릴 때부터 글을 읽는 습관이 되어서 디지털 네이티브가 되는 긍정적인 영향도 물론 있다고 생각합니다. 하지만 발달기에 근시가 증가하는 것은 확실합니다. 뒤에서 근시 대책을 설명하겠지만, **나이에 따라 스마트폰이나 태블릿과 적절하게 친해질 필요가 있습니다. 현시점에서 말할 수 있는 것은 이 정도입니다.**

제 두 아이는 미국에서 자랐는데, 둘 다 초등학교를 졸업할 때까지 스마트폰과 태블릿을 주지 않았습니다. 근시를 만들고 싶지 않았기 때문입니다. 당시 살았던 시애틀과 샌프란시스코, 실리콘밸리 같은 서해안 지역에서는 저처럼 아이에게 스마트폰을 주지 않는 부모가 적지 않았습니다.

미국은 아이에게 스마트폰을 보여 주지 않는다고?

어쩌면 감수성이라든가 문해력이 높은 사람들이 많이 살던 지역이었기 때문일 수도 있습니다. 미국에서도 다른 지역에서는 반드시 우리 지역과 같지는 않았습니다. 다만 어느 정도 교육 수준이 높은 부모는 지금도 어린 자녀에게 스마트폰이나 태블릿을 주지 않는 것 같습니다.

〈뉴욕타임스〉에 기고하고 있는 저명한 저널리스트 인터뷰에 따르면, 아이폰을 만든 애플의 스티브 잡스도 자녀에게 태블릿을 주지 않았다고 합니다. 태블릿이 근시의 위험도 있지만, 밖에 나가서 몸을 움직이고 친구들과의 커뮤니케이션을 늘리는 것이 발달기 아이에게 중요하다고 생각했기 때문이라고 합니다.

잡스는 세상을 떠났지만 **최신 애플 제품에는 장시간 화면을 눈에 너무 가까이 둘 경우 화면에 알림을 표시하여 계속 진행하지 못하게 하거나, 웨어러블 기기가 실외 활동 시간을 기록하는 등 근시 예방을 위한 장치가 도입되었습니다.**

디바이스 제작자들 대부분이 자사 제품이 근시를 일으키는 것을 인정하고 싶지 않아 하고, 가능한 한 근시와 관련해서는 언급하지 않는 경향이 있습니다. 그런 가운데 애플이 적극적으로 근시 예방 기능을 도입하고 있다는 것은 훌륭한 일입니다. 예방 가능한 근시를 세상에서 근절하고 싶다고 생각하는 저로서는, 전 세계의 태블릿 기기나 스마트폰을 만들고 있는 기업이 애플을 따르길 바랍니다.

우리 집에서는 '스마트폰을 주지 않겠다'고 결정했지만, 물론 아이들과 실랑이가 있었습니다. "왜 보여 주지 않는 거야?"라며 불만스럽게 말한 적도 있지만 아이들이 성장한 지금은 근시가 되지 않고, 시력이 좋은 상태여서 다행이라는 말을 듣습니다. 한 아이는 스마트폰을 허락한 후 18세쯤에 가벼운 근시가 발병했지만, 다른 한 아이는 전혀 근시가 되지 않았습니다.

참고로 미국에서도 근시는 증가하고, 그중 40% 정도는 18세 이상에서 발병하며 점점 문제가 되고 있습니다.

스마트폰 화면은 어두운 것이 좋을까?

스마트폰에 관해서는 액정 화면이 발하는 빛이 '너무 눈 부시다'고 하면서 문제삼는 사람도 있습니다. 하지만 눈에 장애를 줄 정도로 밝은 빛이 나오지는 않습니다. **적어도 그것이 인간의 망막에 영향을 미친다는 증거는 없습니다.**

에디슨이 전기를 발명함에 따라 어두웠던 밤이 밝아졌습니다. 당시에는 인간의 눈에 큰 영향을 주었습니다. '전구는 눈에 나쁘다'는 말이 나왔을 수도 있지만 실제로는 그렇지는 않았습니다. 스마트폰의 광량(빛의 양)도 마찬가지라고 생각합니다. **빛보다 문제가 되는 것은 화면이 눈에 가까워진다는 것, 즉 근거리 작업입니다.**

그래도 필요한 최소한의 광량으로 조절하는 것이 좋습니다. 특히 잠들기 전에 스마트폰을 보는 것은 권하지 않습니다. 짧은 파장의 빛이 눈에 많이 들어오면 수면을 방해하기 때문입니다. 적절히 잠을 자는 것도 근시를 예방하는 데 중요합니다.

또 눈뿐만 아니라 강렬한 자극을 장기간 계속 받으면 감각 기관의 감도가 저하됩니다. 귀가 정상적으로 들리는 사람이 오랜 시간 큰 소리를 계속 듣게 되면 내이(속귀)에 있는 소리를 느끼는 신경 세포가 손상됩니다. 실제로 귀마개를 하지 않고 전쟁터에 나갔다가 폭발음으로 인해 난청이 되거나, 소음이 심한 공사장에서 계속 일하다가 난청이 되는 경우가 있습니다.

눈도 극단적으로 눈 부신 빛을 계속 받게 되면, 빛에 의한 산화 스트레스로 백내장이 진행됩니다. 또 장기간의 노출과 노화로 인해 망막의 감도가 떨어지면 어두운 곳에서 잘 보이지 않게 됩니다.

시각이든 청각이든 미각이든 후각이든 아주 작은 것을 감지할 수 있도록 감도를 높여 두는 것이 중요합니다. 작은 소리를 제대로 들을 수 있고, 약간의 염분으로 짠맛을 느낄 수 있으며, 일은 필요 최소한으로 유지하는 것이 가장 좋습니다.

특히 아이들은 맛이 조금만 변해도 알아차리고, 희미한 소리에도 반응합니다. 눈으로 보는 것도 정말 약간의 빛만 있으면 충분히 볼 수 있습니다. **일부러 눈 부신 빛으로 자극을 줄 필요는 없고, 오히려 피하는 것이 좋습니다.**

옛날에는 '텔레비전을 가까이서 보면 눈에 나쁘다'고 부모님에게 꾸중을 듣기도 했지만, 지금 생각해보면 옳았던 것 같습니다. 액정 텔레비전으로 바뀌면서 화면이 점점 대형화되고 있기 때문에 많이 떨어져서 봐도 충분히 보입니다.

반대로 나이가 들면 감도가 떨어집니다. "할아버지가 또 소리를 크게 틀어 놓고 텔레비전을 보시네"라고 말하게 되는 것은 그 때문입니다. 눈이 부실 정도로 밝게 해도 아무렇지도 않습니다. 짠맛도 잘 못 느끼게 되므로 그런 점을 조심해야 합니다.

어두운 곳에서 독서를 하면 눈에 좋지 않을까?

어렸을 때 '텔레비전을 가까이서 보면 눈에 나쁘다'라는 말과 함께 '어두운 곳에서 독서를 하면 눈이 나빠진다'라며 주의를 받은 적이 있을 것입니다. 이것은 반은 맞고, 반은 틀린 것입니다.

저는 어른의 경우 필요한 최소한의 밝기로 사물이 보이면 괜찮은 밝기라고 생각합니다.

인간의 눈은 너무 밝은 곳에 들어가면 '동공 축소'를 일으켜 동공을 작게 해서 눈에 들어오는 빛의 양을 억제하고, 망막이 밝기에 적응하는 '명순응'을 보입니다. 반대로 어두우면 '동공 확대'를 일으켜 동공을 크게 해서 눈에 들어오는 빛의 양을 늘리거나 망막이 어두움에 적응하는 '암순응'을 보입니다. 물론 잘 보이지 않을 정도로 어두우면 올바른 상이 망막에 닿지 않고 눈이 쉽게 피로해지므로 주의해야 합니다.

그러면 아이들은 어떨까요? 뒤에서 자세히 설명하겠지만, 성장기에는 가능한 한 실외에서 지내는 것이 근시를 예방하는 데 매우 중요합니다. 이것은 인공적인 조명기구에 의한 빛보다 태양광이 눈에 좋다는 뜻인데, 최근 들어 '실내에서도 강한 조명이 눈에 좋다'는 것이 조금씩 밝혀지고 있습니다. 그래서 어릴 때는 어두운 곳에서 책을 읽는 것이 별로 좋지 않다고 하는 사람들이 있습니다.

반면에 이런 말도 있습니다. 일본과 같은 동양에서는 형광등 같은 밝은 조명을 선호하지만, 서구인들은 따뜻한 색의 등처럼 어두운 조명을 선호한다고 말이죠. 서구의 실내등은 일본인에게는 어둡게 느껴집니다. 그런데도 서구인보다 아시아인에게 근시가 많은데 도대체 이유가 뭘까요? 실내의 인공적인 빛이 강해도 근시를 예방하는 데는 그다지 의미가 없다고 생각할 수 있습니다. 이런 점에서 실내에서의 밝기와 어둠이 주는 영향에 관해서는 아직 분명하지 않은 것이 사실입니다.

예전에 '성장기에는 아이가 잠이 들어 눈을 감고 있는데 방을 밝게 하는 것은 좋지 않다'는 논문이 잡지에 게재되어 센세이션을 일으킨 적이 있습니다. 성장기의 아이가 눈을 감고 있을 때, 주위가 캄캄해지면 망막이나 공막이 움직이지 않지만, 어중간하게 빛이 있으면 망막이 그 빛을 찾아 움직이게 됩니다. 그것이 눈에 좋지 않다는 내용이었습니다.

다만 그 후에 이 내용을 부정하는 논문이 나와, 현재는 부정된 상태입니다. 뉴스의 오보 등도 그렇지만, 센세이셔널한 가짜 뉴스가 확산한 후에 아무리 오보라는 것을 알려도 최초의 뉴스만큼 확산하지 않고 오히려 잘못된 정보가 정착되는 현상과 비슷합니다.

근시에 대한 대책이 필요하다

자, 여기까지 근시의 진정한 무서움, 그리고 도수와 스마트폰 육아를 포함한 근시에 대한 낮은 인식을 이해했을 것입니다. 참고로 말하면 근시에는 또 하나의 무서운 점이 있습니다. 그것은 스스로 자각할 수 없다는 무서움입니다.

작은 변화를 스스로 깨닫는 것은 쉽지 않습니다. 10kg의 무게를 가진 상태에서, 1g씩 무게가 늘어나면 일반적으로는 알아차리지 못합니다. 어떤 한계치를 넘어서면 비로소 '무거워졌다'고 느끼게 됩니다. 눈도 마찬가지로 어느 정도 나빠진 후에야 깨닫게 됩니다. **어린이의 경우에는 스스로 알아차리기 어렵고, 만약 알아차리더라도 '눈이 이상한데'라고만 생각하기 쉽습니다.**

주변 사람들이 알기 위해서는 정기적인 검사를 할 수밖에 없습니다. 특히 어린이의 경우에는 앞에서 말했듯이 수정체의 초점 조절이 어른에 비해 불안정합니다.

모양체근은 먼 거리를 볼 때 이완되고, 근거리를 볼 때 힘이 들어가 수축하면서 굴절하는 근육입니다. 그런데 오랜 시간 근거리 작업을 하면 모양체근이 수축한 채로 있어, 먼 곳을 보려고 해도 원상태로 돌아가지 않아 잘 보이지 않는 일시적인 굴절성 근시(가성 근시)가 되는 경우도 있습니다. 이때 점안약으로 긴장을 풀어 준 후 굴절 검사를 시행하는 것이 중요합니다.

대만 사람들은 자신의 시력이 아니라 도수를 알고 있다고 했는데, 동시에 **부모는 아이의 눈 상태에 대해 확실하게 파악하고 있습니다. 자기 아이의 키가 몇 cm인지, 몸무게가 몇 kg인지를 아는 것과 마찬가지입니다.**

어린이의 근시 대책에 대해 드디어 일본의 안과 의사회도 호소하기 시작한 것 같습니다. 듣기 불편한 말이 될 수도 있지만, 근시인 아이들의 '진료 효율'이 별로 좋지 않은 것이 영향을 미치고 있는 것 같습니다. 시력 검사를 해도 의사의 말을 제대로 듣지 않고, 성실하게 측정을 받지도 않습니다. "피곤해!"라며 짜증을 내는 경우도 있습니다.

산업계에서도 '아이들의 눈을 지키자'라며 적극적으로 목소리를 높이는 움직임은 별로 없는 것 같습니다. 어린이용 안경은 혹시 밟히더라도 다소 긁힌 자국이 나도 괜찮을 정도의 튼튼하고 저렴한 프레임을 선호합니다. 비싼 브랜드의 프레임을 바꿔가며 사 주는 것은 아닙니다. 일반적으로 어린이들을 대상으로 한 시장은 별로 크지 않은 것 같습니다.

하지만 만약 아이들의 눈 관리를 포기하고 근시가 점점 늘어나 버리면 어떻게 될까요?

아이에게
스마트폰 주지 않기

주변을 신경 쓸 필요는 없다

제가 근시가 된 이유는 아마 어렸을 때 독서를 하거나 컴퓨터를 사용하면서 근거리 작업을 많이 했기 때문인 것 같습니다. 안과 의사가 되어서는 아이에게 가능하면 눈을 나쁘게 하는 일은 시키고 싶지 않았습니다. 그래서 두 아이에게는 미국 초등학교를 졸업할 때까지 스마트폰이나 태블릿을 주지 않았던 것입니다. 그것이 가능했던 것은 '모든 아이가 스마트폰을 가지고 있으니까 나도 줘야 한다'라는 식의 문화가 별로 강하지 않았던 환경이었던 것이 컸던 것 같습니다.

저는 일본의 초등학교에서 미국의 초등학교로 전학했을 때, "저 아이는 이렇다"라는 발언을 하는 학생에게 학급의 모든 아이가 똑같이 "Mind your own business!(쓸데없는 참견이야)"라고 말하는 것을 듣고 놀랐던 기억이 있습니다. **'다른 사람에게 신경 쓰는 것은 좋지 않다'라는 문화가 철저했습니다.** 타인은 타인, 나는 나. '누군가가 이렇게 하니까 나도 이렇게 하고 싶다'라고 말하면 어이없어합니다. 아이들은 차이를 신경 쓰지 마라, 남의 일은 신경 쓰지 마라는 말을 듣고 자랍니다. 다른 것, 혹은 격차를 전제로 하는 사회이기 때문에, 또는 다양한 사고방식과 문화적 배경을 가진 이민자들로 구성된 나라이기 때문일 수도 있습니다. 일본과는 정반대의 문화라는 생각이 들었습니다.

내심으로는 다소 신경을 쓰고 있을지도 모르지만, 적어도 그것을 입 밖으로 내는 것은 보기 흉하다는 분위기였습니다. 물론 그래도 어린아이이기 때문에 "모두가 가지고 있으니까, 나도 스마트폰을 가지고 싶어"라고 말했지만, 제가 제대로 이유를 설명해주니 수긍해주었습니다.

반항기는 일본 아이들에게만 있을까?

아이가 사춘기가 되면 부모의 말을 듣지 않는다는 말을 일본에서 자주 듣는데, 제가 살았던 시애틀 지역에서는 고분고분하게 부모의 말을 듣는 아이가 많았던 것 같습니다. 워싱턴 대학 인근에 사는 교육에 열심인 교원의 자녀가 많았기 때문일 수도 있습니다.

일본에서는 많은 사람들이 사춘기에는 반드시 반항기가 있고, 성장 과정에서 부모에게 반항하는 것은 당연하고 필요하다고 생각하고 있습니다. 하지만 제가 시애틀 지인에게 물어보니 "반항기라는 개념은 들어본 적이 없다"고 했습니다. 어쩌면 반항기라는 존재를 인정하고 그것을 좋게 생각하는 일본의 문화가 있을 뿐이라고 저는 생각합니다.

반대로 미국에서 자주 듣는 것은 terrible twos(미운 두 살)입니다. 일본에서 말하는 2살 전후의 '싫어병'입니다. 문화적 영향이 아직 적은 나이이므로, 보다 생물학적인 '반항'일 것입니다. 일본에서는 계속 어머니와 함께 있으면 마마보이라는 말을 듣고, 고등학생이 되어 부모와 함께 지내면 놀라는 경우도 있는데 그것은 단지 사회적인 압력 때문이라고 생각합니다.

미국에서는 부모와 사이가 좋다는 것은 긍정적으로 받아들입니다. 일본 이상으로 아이와의 관계도 가깝고, 아이와 가능한 한 많은 시간을 보내며 지나치게 사랑하는 것이 권장되는 분위기가 있습니다. 충분한 애정을 쏟으면 아이는 문제가 생겨도 돌아갈 수 있는 안전한 기지가 있다고 느끼고, 때가 되면 자립해서 사회로 나간다고 생각합니다. 다양한 가정이 있기 때문에 일률적으로 말할 수는 없겠지만, 제 주변 사람들은 이런 환경이었습니다.

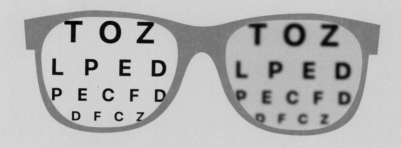

제 3 장

근시를
치료하는 시대로

실외에서 놀면 효과가 있을까?

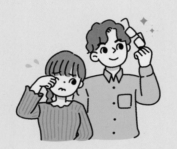

최고의 근시 예방, 2시간 실외 활동

대만에서는 10여 년 전부터 눈에 대한 획기적이고 선진적인 조치가 대대적으로 진행되고 있습니다.

초등학생을 대상으로 학교에서 하루 2시간 정도 실외 활동을 하도록 의무화한 것입니다. 한 번에 2시간이 아니라 쉬는 시간이 되면 실외 놀이나 스포츠를 하게 해서 총 2시간을 밖에서 지내게 하는 커리큘럼이 구성되어 있습니다. 6~12세 정도면 근시가 발병하는 아이가 나타나기 시작하는데, **이 시기에 가능한 한 밖에서 활동하면 근시가 되는 것을 막거나 근시 진행을 늦춘다는 것이 대규모 임상 시험으로 밝혀졌습니다.**

대만에서도 많은 아이들이 근시를 앓고 있습니다. 공부도 물론 중요하지만 아이들의 건강을 생각해서 장래에 문제가 될 수도 있다는 상당한 위기감을 고려한 결과 국가 차원에서 방향을 전환한 것입니다. **이미 효과는 증명되고 있습니다. 실제로 아이들의 근시 비율이 줄어들기 시작했습니다(<표 3-1>). 이것은 세계 최초의 현상으로 많은 주목을 받았습니다.**

이런 사실을 알게 된 중국도 어린이 근시 대책을 시작했습니다. 중국에서는 어린이들의 온라인 게임 시간을 제한하는 규제와, 학원에 대한 규제를 2021년부터 도입했습니다. 아이들이 스마트폰 등의 화면을 보는 시간을 제한하는 것도 검토되고 있습니다. 이는 2018년 시진핑 주석이 '근시를 줄이는 것이 어린이들의 밝은 미래를 위해 필요하다'라며 직접

표 3-1　　대만 어린이의 근시 비율

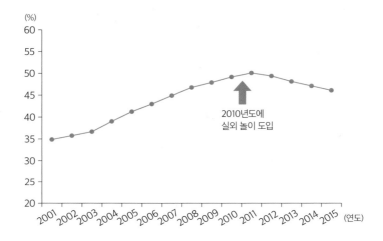

출처: https://aes.amegroups.org/article/view/4010/4715#B18을 기초로 필자가 작성

주도권을 잡고 전국 학교에 학생들에게 내주는 숙제의 양을 제한하도록 지시했습니다.

　　WHO도 2019년에 처음으로 시력에 관한 보고서를 내고 **'가장 빈도가 높은 안질환인 근시와 실외 놀이의 중요성'을 지적했습니다.** 앞으로 더욱 주목될 것으로 보입니다.

실외 놀이는 일석이조

"2시간 정도의 실외 활동으로 근시를 억제하는 효과가 있다"라는 중요한 발견은 대만에서 가장 유명한 안과 연구자 중 한 명인 가오슝 창궁 기념병원 페이 창 우(Pei Chang Wu) 교수의 논문을 통해 발표되었습니다.

동물 실험에서는 강한 빛 아래에서 기른 동물이 약한 빛으로 기른 동물에 비해 근시가 될 가능성이 적다는 것이 확인되었습니다. 그래서 페이 창 우 교수는 이것을 어린 학생들에게 적용해보았습니다.

연구에 따르면 햇빛에 노출되는 시간이 길수록 근시 발생률이 최대 4배 감소한다고 합니다. 즉 근시는 여름에는 잘 발생하지 않고 겨울에 잘 발생합니다. 이런 점에서도 햇빛의 노출량은 중요합니다. **실외에서는 강한 햇빛을 받을 수 있을 뿐만 아니라, 자연스럽게 멀리 볼 수도 있어 일석이조입니다.**

본래 눈의 성장기에는 근거리 작업을 피하는 것이 좋은데, 원시 시대처럼 하루 종일 밖에 있으면서 아무런 장애물 없이 적어도 5m 이상의 아주 멀리 있는 앞쪽을 보는 것이 이상적입니다. 하지만 일본을 비롯한 선진국의 현대 생활에서는 비현실적인 일입니다. 그 대신 하루 2시간 정도의 실외 활동이라면 불가능하지는 않을 것입니다.

그늘에서도 충분

또 **맑은 날이 아니더라도 흐린 날이든 그늘이든 상관없습니다.**

조도의 기준은 1,000럭스 정도의 밝기가 권장됩니다. 1,000럭스라고 하면, 대체로 맑은 날의 창가와 흐린 날의 창가의 중간 정도에 해당합니다(《표 3-2》). 맑은 날의 실외 양지라면 10만 럭스이지만, 그 정도까지 밝지 않아도 상관없습니다. 오히려 너무 오래 양지에 있으면 자외선의 악영향을 받을 수 있고, 여름철이면 열사병에 걸릴 우려도 있습니다.

표 3-2	밝기의 차이

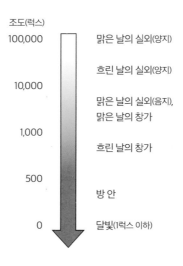

조도(럭스)

100,000	맑은 날의 실외(양지)
	흐린 날의 실외(양지)
10,000	맑은 날의 실외(음지), 맑은 날의 창가
1,000	흐린 날의 창가
500	방 안
0	달빛(1럭스 이하)

그늘 정도의 밝기도 괜찮다면 실내 창가에서 지내면 된다고 생각할 수도 있지만, 그렇지는 않습니다. 실내는 생각보다 어두워서 맑은 날의 창가는 2,500럭스 정도이지만, 흐린 날에는 800럭스 정도에 불과합니다. 방 안쪽은 300럭스 정도에 불과한 곳도 있습니다.

그러면 맑은 날 창가라면 괜찮을까요? 그렇지 않습니다. 자연광이 유리창이라는 필터에 걸러져 파장이 변합니다. 그러므로 무엇보다 실외에 있는 시간을 확보하는 것이 근시 예방에 매우 중요합니다. 다만 **실외에 있더라도 스마트폰을 보고 있으면 근거리 작업을 하는 셈이 되므로,** 실외에 있는 효과가 반감될 수 있으니 주의하세요.

그런데 왜 강한 빛 아래에서는 근시가 잘 진행되지 않는 걸까요. 아직 분자 메커니즘은 완전히 밝혀지지 않은 상태입니다.

동물 실험에서는 강한 빛을 쬐면 망막 내의 도파민이 증가하는 것으로 밝혀졌습니다. 도파민(신경전달물질) 분비가 촉진되면, 안구 길이가 과도하게 늘어나는 것을 억제해 근시 진행을 늦추는 것으로 확인되었습니다.

수술하지 않는 근시 교정법, 각막 교정술

2시간의 실외 놀이를 하는 방법도 있지만, **최근에는 수술을 하지 않아도 근시 진행을 억제할 방법이 확인되고 있습니다.**

그중 하나가 각막 교정술(Orthokeratology)로, 하드 콘택트렌즈를 밤에 잠자는 동안 착용하여 각막의 형태를 변화시키는 시력 교정법입니다.

콜라겐을 압박하면 일정한 시간 동안 형상 기억을 하는 성질이 있습니다. 그래서 잠자는 동안에만 각막 교정 전용 콘택트렌즈로 각막을 압박해서 형태를 변형시킵니다. 밤새도록 압박하면 근시로 타원형이 되어버린 눈의 각막 중심부가 편평해집니다. 그러면 빛이 들어오는 방식이 변화하여 망막 바로 앞에서 맺혔던 초점이 망막 위에서 맺히게 됩니다. 따라서 낮에는 콘택트렌즈를 분리한 채 맨눈으로 지낼 수 있습니다.

또 중심부에 있던 각막의 세포가 주변으로 밀려나면서 주변부의 각막이 두꺼워지기 때문에 근시의 악화와 관계된 주변부 원시가 약해집니다. 이를 통해 각막 교정술은 **안경이나 일반 콘택트렌즈로 교정한 경우에 비해 근시의 진행을 늦춘다는 것도 확인되었습니다.**

예전에는 콘택트렌즈를 빼지 않은 상태로 잠을 자는 것은 좋지 않다고 했습니다. 잠이 깨서 눈을 뜬 상태라면 산소가 쉽게 들어오고 눈을 깜빡이면 눈물도 계속 교체되지만, 눈을 감은 채로 있으면 공기와 닿지 않고 눈꺼풀도 움직이지 않습니다. 각막에 큰 부담이 된다는 뜻입니다.

반면에 낮에 일이나 격렬한 스포츠를 하기 위해 콘택트렌즈를 착용할 수 없는 사람, 소프트 콘택트렌즈로는 충분한 교정을 할 수 없는 강한 난시나 근시가 있는 사람, 소프트 콘택트렌즈를 사용할 수 없을 정도로 안구 건조증이 있는 사람도 있습니다. 그래서 야간에 착용하고 낮

동안에는 빼놓는 아이디어가 생겼습니다.

각막 교정술은 원래 어른에게만 사용되던 치료법이지만 **최근에는 아이들이 사용하는 경우가 생겼습니다.** 근시가 시작되면 바로 사용하는 것이 좋으므로 6~10세 정도부터 시작하는 경우도 있습니다. 하지만 아이가 스스로 콘택트렌즈를 착용하기는 어려우므로 어른이 넣어 주고 빼내 줄 필요가 있습니다. 또 눈에 하드 콘택트렌즈를 넣는 것이므로 처음 며칠부터 몇 주 동안은 이물감을 느끼는 경우가 많습니다.

아이의 눈이 성장하는 단계에서 아직 형태가 굳어지지 않은 각막에 사용하는 것이 어른이 되었을 때의 각막 형태에 악영향을 미치지 않을지 걱정된다는 의견도 있지만, 장기적인 안전성도 인정받았습니다. 다만 고도 근시라면 콘택트렌즈의 힘으로는 각막을 충분하게 편평히 할 수 없기 때문에 마이너스 4D 정도까지의 중등도 근시 이하에서만 사용할 수 있습니다(앞의 본문에서 말하는 각막 교정술의 '하드 콘택트렌즈'는 한국에서는 '드림렌즈'로 많이 알려져 있다 – 옮긴이).

눈에 넣기만 하면 되는, 아트로핀 점안액

또 하나 등장한 것이 **아세틸콜린 수용체의 차단제(blocker)인 아트로핀 (Atropine) 점안액을 사용한 치료법입니다.**

이를 점안하면 모양체근이나 동공 괄약근이 이완되어 편안해지면서 산동, 즉 동공이 크게 확장됩니다. 이것은 눈이 부시게 하는 것과 같습니다. 아트로핀 점안액은 안저 검사(녹내장, 당뇨병성 망막병증, 황반변성 등 실명 질환을 진단할 수 있는 눈 검사)나 굴절 검사에 사용되므로 '아, 그 눈이 부시게 하는 점안액'이라며 알고 있는 독자도 있을 것입니다. 이 아트로핀 점안액을 낮은 농도로 만들어 장기적으로 점안하면 근시 진행 억제 효과가 있다는 연구 결과를 싱가포르의 안과 의사가 세계 최초로 발표하여 큰 주목을 받았습니다.

2시간의 실외 놀이 부분에서도 설명했듯이 강한 빛이 근시 억제에 효과가 있기 때문일 것이라는 가설이 있습니다. 마찬가지로 아트로핀 점안액을 사용하면 동공이 크게 확장함에 따라 망막에 들어오는 빛의 양이 증가하기 때문으로 추측할 뿐 명확한 메커니즘은 확인되지 않았습니다.

낮은 농도라고 해도 0.1% 정도라면 점안을 중단하는 순간 근시가 다시 급격하게 악화하는 리바운드 현상이 나타나, 전혀 치료받지 않았던 사람과 마찬가지로 근시가 진행됩니다. '이러면 장기 치료 효과가 없다'라며 부정된 적도 있었지만, 더욱 희석해서 0.01% 전후의 초저농도로 점안했더니 부작용도 줄어들고 리바운드 현상도 나타나지 않았습니다.

한 번 점안하면 2주 동안 약한 효과가 지속됩니다.

저농도 아트로핀에 대해서는 현재 다양한 임상 시험이 진행되고 있습니다. 그 외에 중국이나 대만에서도 이미 임상 현장에서 많이 사용되고 있습니다.

다만 싱가포르 등에서 효과가 있었던 저용량 아트로핀이 미국을 비롯한 다른 나라의 임상 시험에서는 진행 억제 효과가 별로 없었던 사례도 있어, 일본에서도 아직 연구 단계에 있습니다. 큰 부작용이 나타나지는 않지만, 일부 환자나 일부 의사에게는 어린아이들에게 장기적으로 약물을 투여하는 데 대해 거부감을 가질 수도 있을 것입니다.

눈에 좋은 빨간색과 보라색의 빛

그 외에 **홍콩 대학이 개발한 축외 수차 안경도 주목받고 있습니다.**

제1장에서 설명했던 근시가 진행되는 메커니즘을 다시 복습해보면, 안경을 쓰거나 콘택트렌즈를 착용하면 망막 앞에서 맺었던 초점이 망막의 황반부 중심와까지 닿는 것은 좋지만, 주변부 망막에서는 망막을 통과해서 눈 밖에서 초점이 맺어집니다. 따라서 근시를 더욱 진행하게 하는 '원시성 축외 수차'가 발생한다는 메커니즘이었습니다.

홍콩 대학이 개발한 안경은 일반 렌즈의 주변부에 작은 렌즈군을 배치합니다. 그렇게 함으로써 주변부의 근시 도수를 중심부보다 약하게 해서 주변부 원시성 축외 수차의 영향을 줄이도록 설계되어 있습니다.

하나의 렌즈에 도수가 다른 영역을 설치한다는 점에서는 다초점 렌즈나 원근 양용 안경과 같은 메커니즘입니다. 이것을 아이들이 사용함으로써 근시의 진행 억제 효과가 있다는 것을 알게 된 것인데, **근시의 진행 속도가 절반 정도 됩니다.**

미국에서는 이미 이런 메커니즘의 '근시 억제용 렌즈'가 유일한 근시 억제 장치로 인가되어 판매되고 있습니다.

최신 중국의 한 연구에서는 적색광(red light)을 매일 바라보면 망막 내 미토콘드리아 세포를 생성하는 에너지를 자극하여 근시 진행이 억제된다는 센세이셔널한 결과가 나와 전 세계적으로 화제가 되었습니다. 게다가 한번 늘어나면 짧아지지 않는다고 생각했던 안축이 경우에 따라서는 짧아질 수도 있다는 것입니다.

적색광이란 저조도의 적색 레이저 빛을 말하는데, 원래는 약시인 사람들을 대상으로 해 아침저녁으로 2회, 3분간 계속 바라보는 적색광 치료법은 일본에도 많이 알려졌습니다. 안타깝게도 시력 장애를 일으킨 환자가 발생하여, 현재는 일단 안전성을 확인하는 상황입니다.

다만 앞으로는 획기적인 치료법이 될 가능성이 있습니다. 일본에서는 도쿄의과치과대학의 오노 교코(大野 京子) 교수가 적색광 치료법의 특정 임상 연구를 시행하고 있습니다.

또 제 모교인 게이오기주쿠대학의 쓰보타 가즈오(坪田 一男) 명예교수, 도리이 히데마사(鳥居 秀成) 전임 강사 그룹에서는, 보라색 빛(violet light)으로도 근시가 치료될 수 있다는 연구가 보고되고 있습니다. 향후 연구의 발전이 기대됩니다.

최첨단 근시 연구는 아시아에서 시작

여기까지 설명 중에 나오는 **모든 치료법과 연구가 아시아에서 나온 것이라는 것을 눈치채셨는지요?** 대부분의 의료기술은 예전에는 독일에서, 이후에는 미국에서 나왔습니다. 코로나 백신을 포함한 새로운 백신이든 암의 새로운 치료약이든 서구에서 압도적으로 개발되어 왔기 때문에 이런 경우는 매우 드문 일입니다.

이는 근시인 사람이 아시아에 많기 때문이라는 점도 물론 있지만, **'근시는 많은 국민에게 큰 사회 문제다'라는 인식이 확고한 나라가 많기 때문일 것입니다.** 물론 대만이 근시와 관련해서 실외 놀이를 재빨리 시작한 점도, 페이 창 우 교수가 자국의 연구자였기 때문이라는 점도 있겠지만 역시 국가 차원에서 근시의 계몽, 연구에 힘을 쏟았기 때문에 빠르게 행동할 수 있었을 것입니다.

대만과 싱가포르는 작은 나라입니다. 모든 의료 영역에서 세계 최첨단을 달릴 수는 없으므로 선택과 집중을 할 수밖에 없었습니다. 그래서 선택한 것 중 하나가 안과 영역이었습니다. 싱가포르는 SERI(Singapore Eye Research Institute)라는 세계적으로 유명한 안과 연구소를 보유하고 있으며, 논문 수도 눈이 휘둥그레질 정도로 많습니다. 총 논문 수로는 미국, 영국, 일본 등이 상위이지만 단위 인구당 안과 논문 수로는 SERI가 세계 2위입니다.

안과 의료에 국가 차원에서 관계하는 이유는 **비즈니스로서의 잠재력이 크다고 판단하는 면도 있을 것입니다.** 만약 정말로 근시를 없앨 방법을 만들어 낼 수 있다면, 분명히 전 세계에서 거액의 투자를 끌어들일 수 있을 것입니다.

그러면 일본에서는 어떨까요? 유감스럽게도 아직 근시의 진행 억제를 효능으로 내걸고 있는 장치나 의약품조차 인가되어 있지 않았습니다. 각막 교정술을 할 수 있는 의료기관은 늘어났지만 의료보험을 적용받지 못하는, 즉 자유 진료(한국의 비급여에 해당-옮긴이)에 해당합니다.

눈의 실외 놀이를 할 수 있는 안경

제가 경영하는 쿠보타(窪田) 제약 홀딩스도 근시 치료 기술을 개발했습니다. 그것이 쿠보타 안경(Kubota Glass)입니다. **쿠보타 안경은 하루 90분 정도 쓰고 있기만 해도 2시간 동안 실외에 있었던 것과 같은 효과를 낼 수 있습니다. 즉 이 안경을 쓰기만 해도 '눈의 실외 놀이'를 할 수 있는 제품입니다.**

1년 정도 아이에게 사용해본 분들을 통해 "매년 도수가 높아져서 렌즈를 교환했었는데 이제 교환하지 않아도 되니까 좋다, 수험 공부로 오랜 시간 책을 가까이서 보는데도 안축의 성장이 멈췄다, 쿠보타 안경을 사용하게 된 후부터 시력 저하 속도가 안정적으로 되어 안경 도수를 바꾸지 않아도 된다. 안과 선생님도 '어떻게 된 일인지 알려 달라'고 했을 정도다"라는 말을 들었습니다.

저는 다양한 안과 치료에 관해 연구하면서 십수 년 전부터는 황반변성증의 약 개발을 진행하고 있습니다.

전문적인 내용이므로 자세한 내용은 생략하지만 망막에 있는 효소의 활동을 방해하면 망막이 빛을 받은 것과 같은 상태가 됩니다. 빛이 충분히 눈에 들어오는 명순응 하에서는 야간의 암순응 하에 비해 에너지 소비가 적습니다. 그러면 망막의 대사가 감소하여 질병의 진행을 예방할 수 있다는 것이 확인되어, 원래 개발 중이던 청소년 황반변성인 스타가르트병(Stargardt disease) 외에 당뇨병 망막증을 대상으로 한 임상 시험도 시작했습니다. 아주 간단하게 말하면, 빛을 쬠으로써 눈 질환을 치료하는 접근법입니다.

이와는 별개로 전부터 흥미롭게 생각하는 것이 있습니다. 미국에서 판매하는 '블루라이트 박스'입니다. 블루라이트(청색광)는 생체 리듬(체내 시계)에 영향을 줍니다. 아침에 태양광에 포함된 블루라이트를 받으면 14~16시간 후 수면 호르몬인 뇌의 멜라토닌 분비를 촉진하기 때문에 우울증이 방지되며 수면 장애가 해소되는 효과가 있습니다.

그런데 시애틀 부근에는 겨울에 아침 10시가 되어도 해가 뜨지 않습니다. 그래서 아침에 일어날 때 블루라이트 박스를 켜고 빛을 쬡니다. 미국에서는 광의학(Photomedicine)이라고도 합니다.

개발 중인 약도 블루라이트 박스도 빛을 쬔다는 점에서는 같습니다.

개발 중인 약은 먹는 약이지만, 블루라이트 박스 같은 기계로도 같은 효과가 나타난다면 흥미로울 것 같습니다.

그런 생각을 하다가 문득 떠오른 것이 '빛을 내는 콘택트렌즈'입니다. 야간에 당뇨병 망막증 환자의 눈에 빛을 비추면 망막의 산소 수요를 저하할 가능성이 있다고 생각한 것입니다. 이것은 우리 회사 외에도 영국의 제프 아덴(Jeff Arden) 박사도 제창했습니다.

쿠보타 제약은 이름 그대로 제약 회사이므로 콘택트렌즈를 개발하는 것은 큰 도전입니다. 그래서 '어렵게 도전하는데 다른 눈 질환에도 적용할 수 있는 제품을 만들고 싶다'고 생각했고, 최근 환자수가 계속 증가하는 근시를 대상으로 생각한 것은 자연스러운 일이었습니다.

빛으로 눈을 움직인다

그렇다고는 해도 저는 원래 근시만을 전문으로 하지 않았기 때문에, 이 때부터 논문을 닥치는 대로 조사했습니다. 그 결과 야외 활동으로 바깥의 밝은 빛을 쬠으로써 근시가 발병되거나 진행되는 것을 지연시킬 수 있으며, 경우에 따라서는 근시가 치료될 수도 있다는 것을 알게 되었습니다. 그야말로 '빛을 내는 콘택트렌즈'의 콘셉트와 딱 맞습니다.

좀 더 조사해보니 이 책에서도 몇 번 소개한 근시가 악화하는 구조, 즉 황반부 중심와에 초점이 맺혀도 망막 주변부에서는 눈의 바깥쪽으로 어긋나 있는 원시성 축외 수차가 문제라는 것도 알게 되었습니다. 축외 수차 이론은 제가 환자를 진찰하던 무렵에는 아직 거의 없던 개념이었습니다.

원시성 축외 수차는 다른 말로는 원시성 탈초점화(hyperopic defocus)라고 합니다. 탈초점화(defocus)란 초점이 흐린 상태를 말합니다. 저는 원시성 탈초점화를 이겨 낼 방법이 있다고 생각했습니다.

쉽게 말해서 **'어떤 자극을 줘서 주변부 망막을 앞쪽으로 당길 수 있다면 근시를 억제하거나 치료까지 할 수 있다'는 가설을 세운 것입니다.**

앞서 말한 홍콩대학의 축외 수차 안경은 주변부의 도수를 중심부보다 약하게 만든 제품입니다. 그 외에도 중심부는 투명하지만 주변부에는 강한 볼록 렌즈를 넣은 콘택트렌즈가 있고, 중심부는 투명하고 주변부는 불투명 유리처럼 되어 주변부 영상의 콘트라스트(대비)를 낮추는 안경도 있습니다.

이들 모두 주변부에서 근시를 악화시키는 '흐릿한 영상'의 흐린 정도를 줄이거나, 빛이 잘 닿지 않게 하려는 발상입니다. 주변부 초점이 바깥쪽에서 맞아 상이 흐릿해지는 것을 눈이 '심각한 상태로 받아들이는' 것이 근본적인 문제라면, 흐린 시그널 자체를 약하게 하거나, 거꾸로 하거나, 혹은 지우려고 하는 것입니다. 원시성 탈초점화의 원인을 지움으로써 주변부의 망막을 안쪽으로 너무 밀어 넣지 않게 한다(가능하면 앞쪽으로 당기려고 한다)고 할 수 있습니다(《표 3-3》).

표 3-3   일반적인 축외 수차 안경의 구조

안경을 쓰기 전

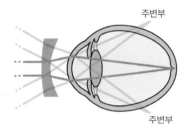

주변부

주변부

주변부가
원시성 탈초점화된(흐린) 상태

안경 쓴 후

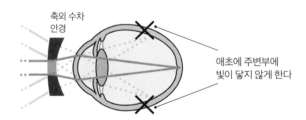

축외 수차
안경

애초에 주변부에
빛이 닿지 않게 한다

= 안축장을 늘리는
원인을 제거한다는 발상

우리는 그것만으로는 부족하다고 생각했습니다. 더 강력하게 눈을 앞쪽으로 당길 수는 없을까 하고 생각한 것입니다.

AR로 영상을 눈에 비춘다

그래서 주목한 것이 증강 현실(AR, Augmented Reality)입니다. AR 기술로 주변부 앞쪽에 심하게 흐려진 영상을 투영함으로써 자극을 주는 것입니다.

어떤 뜻일까요? 초점이 밖으로 튀어나온 주변부에서는 멀리 있는 것이 흐릿한 화상으로 보입니다(원시성 탈초점화). 그래서 초점보다 조금 앞쪽의 위치에 주변이 흐릿하게 보이는 영상(근시성 탈초점화)을 비춥니다.

그러면 망막이 그 영상을 보러 가려고 앞쪽으로 당겨집니다. '그런 일이 일어난다고?'라고 생각할 수도 있지만, 그것이 눈의 신기한 점입니다.

주변부가 앞쪽으로 당겨지면, 덩달아 가운데 있는 황반부도 앞쪽으로 당겨집니다. 그 결과 안축의 성장이 줄어들거나, 이상적으로는 안축이 짧아져서 근시가 개선된다는 개념입니다(《표 3-4》).

게다가 실외에서 밝은 태양광을 쬐고 있는 느낌을 재현하기 위해, AR에서 나오는 빛에 대해서도 한 가지 고안했습니다. 파란색이나 빨간색의 단일한 빛이 아니라 자연광 같은 다양한 파장이 섞인 빛을 사용한 것입니다. 결과적으로 AR을 쓰기만 하면 눈의 실외 놀이를 할 수 있게 된다고 생각했습니다.

표 3-4 쿠보타 안경의 발상

① AR을 써서, 주변이 흐릿하게 보이
는 이미지를 주변부 앞쪽(★의 위치)
에 투영한다.

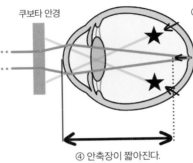

쿠보타 안경

② 주변부 망막이 ★의 이미지를
보러 가려고 앞으로 당겨지다.

③ 주변부가 당겨지면 덩달아
황반부도 앞으로 당겨진다.

④ 안축장이 짧아진다.

= 망막을 앞쪽으로 당김으로써 안축을 짧게 하려고 하는 발상

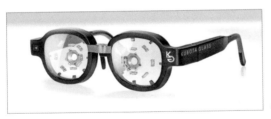

쿠보타 안경

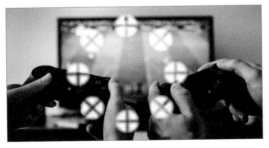

쿠보타 안경을 쓰고 보
이는 이미지(보기에 따
라 개인차가 있음)

'AR로 아웃포커스 영상을 눈에 투영한다'고 하면 눈이 부시지 않을까, 거부감이 강하지 않을까, 눈에 나쁘지 않을까 생각하는 사람이 있을 것입니다. 하지만 AR을 써도 눈에는 거의 아무것도 느껴지지 않습니다. 시험 삼아 써 봤다가 깜짝 놀란 적이 여러 번 있습니다.

빛의 양과 관련해서는 개발 단계에서 다양한 종류의 영상과, 다양한 밝기의 빛을 시험했습니다. 원래 페이 창 우 교수의 시험에서도 맑은 날은 물론, 그늘이 있거나 흐린 날에도 실외 놀이를 하는 효과가 충분하다는 것을 알고 있습니다. 쿠보타 안경이 내는 빛도 정말 작고 어루만지는 듯한 부드러운 빛입니다. 눈이 부시면 동공이 작아지는 축동을 일으키지 않는다는 사실도 확인되었습니다. "자연광과 비슷한 빛이라고 해도 얼마나 밝을까 싶었는데 거부감이 없네요"라며 놀라워합니다.

놀라울 정도로 거부감이 없다

게다가 빛이나 영상이 투영되는 것은 주변부 망막뿐입니다. 빛의 눈 부심을 가장 많이 느끼는 망막의 중심에 있는 황반부에는 투영되지 않기 때문에 눈이 잘 부시지 않습니다.

원래 인간은 주변 시야에 비치는 것을 별로 인식하지 못합니다. 예를 들어 카페에서 누군가와 이야기하고 있고, 상대방의 뒤에 시계가 보인다고 합시다. 하지만 가게에서 나와서 "안쪽에 있던 시계가 어떤 모양이었나요?"라고 물어보면 모르는 사람이 대부분입니다. "옆에 놓여 있던 조명에 스위치는 있었나요?"라고 물으면, 있었는지 없었는지조차 모른 다는 경우도 많이 있습니다.

반대로 주변 시야는 움직이는 것을 쉽게 포착하게끔 되어 있습니다. 웨이터가 자신이 있는 쪽을 향해 오는 움직임에는 매우 민감합니다.

제2장에서 언급했던 밤하늘의 밝은 별과 어두운 별을 다시 생각해 보겠습니다. 주변부는 해상도가 낮고 감도는 높습니다. 지금의 비유로 말하면, 해상도가 낮기 때문에 안쪽에 있던 시계의 형태는 모르지만, 반면에 감도는 높아서 웨이터의 접근에는 민감하다는 것입니다.

이러한 특징을 통해 쿠보타 안경은 움직이지 않는 영상을 주변부에 투영하고 있습니다. 그런 의미에서도 거의 거부감이 없습니다.

1시간이 지나면 변화가 나타난다

AR의 콘셉트에 자신감을 얻고 우선 안경형 시제품을 만들어 밝기, 투 영하는 영상, 색, 거리 등 다양한 파라미터(변수)를 시험한 후, 그것을 기 초로 미세 가공이 필요한 '빛을 내는 콘택트렌즈'를 대량생산하려고 계 획했습니다. 안경형은 조건을 설정하기 위한 시제품이었던 것입니다. 다 만 연구가 진행되면서 '어린아이들은 콘택트렌즈보다 안경이 사용하기 편하겠구나'라고 실감했고, 그렇다면 안경형 디바이스 자체를 제품화하자고 생각하고 궤도를 수정했습니다. 이것이 2019년의 일입니다.

먼저 만든 것은 고정형의 큰 투영 장치입니다. 기계에 턱을 올려놓고, 눈앞의 스크린에 투영된 흐릿한 이미지를 보게 하는 방식으로 시험을 시작했습니다.

의료기기의 개발은 일반적으로 그렇듯이, 처음에는 성인을 대상으로 임상 시험을 시행합니다. 의약품도 우선은 성인 남성부터 시행하는 것이 윤리적인 면에서도 권장됩니다. 윤리위원회에 임상 시험 계획서를 내서 확인 후 허가를 받지 않으면 임상 시험을 시작할 수조차 없습니다. 우리 때도 이제 성장기도 끝나고 눈 모양도 거의 굳었다고 생각되는 건강한 성인을 대상으로 시험해, 안전성을 확인한 후에야 아이들을 시험할 수 있었습니다.

뉴욕에서 성인을 대상으로 첫 번째 임상 시험을 시행했습니다. 시험을 시작한 지 1시간 정도 지나자 맥락막의 두께 변화가 나타나기 시작했습니다.

좀 더 자세히 설명하면 망막 뒤에 있는 맥락막은 스펀지 형태의 혈관 층으로, 혈류가 증가하면 두께가 증가하고, 반대로 혈류가 없어지면 얇아집니다. 따라서 체온이나 혈압처럼 하루 사이에 두꺼워지거나 얇아지기도 합니다.

전문 용어로 말하자면 절대적인 맥락막(공막과 망막 사이에 위치)의 두께와 혈류량에는 분명히 상관관계가 없다는 연구가 있는데, 망막의 위치가 수십 분 만에 빠르게 변화하는 것은 혈류의 변화에 따른 것으로 생각합니다.

어쨌든 맥락막이 두꺼워졌다가 얇아지기를 반복하는 가운데, 두꺼워지면 수십 미크론이 되고 안축장은 짧아집니다. 맥락막이 두꺼워짐과 동시에 망막이 앞쪽으로 이동하기 때문입니다.

장기적인 효과도 확인

우리가 시험을 통해 맥락막이 순식간에 부풀어 오르는 것을 확인했습니다. 하지만 맥락막이 일시적으로 두꺼워졌다고 해도, 다음날 원래대로 돌아가 버리면 의미가 없습니다.

키도 아침에 일어났을 때가 가장 크고, 저녁이 되면 추간판(척추뼈 사이에 척추뼈끼리 부딪치는 것을 막아 줌)이 중력을 받아 약간 눌려 조금 작아집니다. 잠들어 있는 사이에 다시 회복되어 다음 날 아침에는 다시 늘어나는 것입니다. 이것은 단순한 일일 변동 수준이며, 실제 키의 변화와는 다릅니다. 그래도 성장기에는 이러한 일일 변동을 넘어선 변화가 쌓여 키가 커지는 것입니다.

맥락막도 일일 변동을 넘어서는 변화가 반복되어야 비로소 눈의 가장 바깥쪽에 있는 공막(콜라겐 섬유로 된 딱딱한 껍질)이 변화하기 시작하고, 그것이 안축장의 불필요한 성장을 억제하는 것으로 추측됩니다. 안축장의 불필요한 성장을 억제할 뿐만 아니라 최상의 경우에는 안축장이 단축될 것이라는 예측도 있습니다.

그래서 장기적인 영향을 확인하기 위해 주 3~5일의 주기로 4개월간에 걸친 시험을 시작했습니다. 마침 코로나 사태의 시기로, 뉴욕은 의료 붕괴가 초래되어서 대혼란이었습니다. 게다가 바쁜 스케줄 속에서도 20~30대 젊은이들이 큰 고정형 장치 앞에서 매번 1시간 반 동안 가만히 앉아 시험에 응해주었습니다. 정말 고마운 일이었습니다. 이런 사람들이 있어서 과학은 발전할 수 있는 것입니다. 어떤 결과가 나올지 두렵기도 했습니다. 성공 확률이 3만분의 1에 불과한 의약품 개발에서는, 모두가 틀림없이 성공하리라고 생각해도 실패하는 경우가 많습니다.

결과는 성공이었습니다. 오른쪽 눈에는 영상을 투여하고 왼쪽 눈에는 투여하지 않은 상태를 계속한 결과, **확실하게 오른쪽 눈의 맥락막이 두꺼워지고 안축장이 왼쪽 눈의 안축장보다 짧고 성장 속도가 느려졌습니다.** 일시적인 변화가 아니라 지속적으로 변화하고 있다는 것을 확인할 수 있었던 것입니다. 애초에는 안전성 확인을 주안점으로 했던 성인 대상 임상시험이었으므로 안축의 성장이 끝난 성인에게서 효과를 얻을 수 있다고 은근히 기대는 하고 있었지만, 해보지 않으면 알 수 없었습니다. 이 성과를 과학 학술지 『네이처』가 출간하는 「사이언티픽 리포트」에 제가 제1저자가 되어 논문으로 발표했습니다. 세계 최초의 발견으로, 2021년의 일입니다.

성인에 대한 효과도 기대

근시의 진행을 막는 기술인 각막 교정술과 아트로핀 점안, 축외 수차 렌즈 등 현재 존재하는 기술의 대부분은 근시 억제율이 약 50%입니다. 이것은 근시 진행이 절반으로 줄일 수 있다는 뜻입니다. 마이너스 0.5D 씩 근시가 진행되어 매년 안경을 교체해야 했던 경우라면 2년에 한 번 교체하면 된다는 뜻입니다.

한편 쿠보타 안경은 6개월의 단기 데이터이지만, 근시 억제율이 101% 가 되었습니다. 물론 대규모 시험으로 증명되기 전까지 확정적인 것은 아니지만, **101%라는 말은 근시 진행이 전혀 없거나 시력이 약간 돌아온다는 뜻입니다.**

변화하기 쉬운 어린이 눈의 경우에는, 소수 사례의 파일럿 시험이지만 143%의 큰 효과를 얻을 가능성이 있다는 것도 최신 연구에서 밝혀지고 있습니다. 지금까지의 치료법과는 전혀 다르다는 것을 알 수 있습니다.

현재 대만에서 장기 시험을 시행하고 있으며, 아트로핀과 병용하는 방법도 시도하고 있습니다. 장래에는 아트로핀이나 각막 교정술과의 조합으로 더욱 효과를 높이는 것도 검토할 생각입니다.

성인 중에서도 근시가 진행 중인 경우가 있다고 말했는데, 호주의 최신 연구에서는 실외 활동은 성인의 근시 억제에도 효과가 있는 것으로 보고되었습니다. 즉 근시가 있는 성인도 쿠보타 안경을 써서 좋은 효과를 볼 수 있는 경우도 있습니다. 현재는 20~30대 관련 데이터만 있지만, 더 윗세대에는 어떤 결과가 나올지 기대하고 있습니다.

참고로 이것은 별로 증거가 없어서 참고 정도로 생각하고 있는데, 50대에 구입해서 사용했더니 '눈의 피로가 풀린다'고 하는 분이 꽤 있습니다. 어쩌면 맥락막의 일시적인 혈류 증가나 망막의 전방 이동에 눈의 피로를 줄이는 기능이 있을 수도 있습니다. 이러한 점도 앞으로 연구를 진행할 계획입니다.

하루 1~2시간 착용하기만 해도

미국에서 시행한 시험에서 효과를 확인한 우리는 이번에는 고정형 장치의 기능을 안경에 구현하는 도전을 시작했습니다. 여기에는 일본 돈으로 억 단위의 투자가 필요했고 개발도 쉽지 않았습니다. 렌즈 표면의 커브 상태 하나라도, 정밀도가 아주 높지 않으면 망막의 정확한 위치에 영상이 투영되지 않습니다. 게다가 부품을 조립할 때 사용하는 접착제의 양이 수십 마이크로리터(μL) 정도의 차이만으로도 초점의 위치가 어긋납니다.

특히 개발 초기에는 이 디바이스를 하루 종일 사용할 수도 있다고 생각했기 때문에, 가능한 한 일반 안경과 같은 디자인으로 만들겠다고 생각했습니다. 아이들이 사용하는 것이기 때문에 잘 깨지지 않고 안전하며 가볍게 만드는 것도 중요했습니다.

다만 연구 과정에서 1~2시간 착용해도 효과가 있다는 것을 알게 되어 개발하기가 훨씬 쉬워졌습니다. 짧은 시간만 착용해도 된다면 그 시간만 견딜 수 있는 제품을 만들면 됩니다.

최근에는 혹시 더 짧은 시간 내에도 가능하지 않을까 생각하며 연구하고 있습니다. 그렇게 되면 좀 더 사용하기 쉬워질 것입니다. 잠깐만 착용하면 되니까 이렇게 편리한 건 없을 겁니다.

쿠보타 안경은 무사히 완성되어 2022년에 출시되었습니다. 미국에서는 쿠보타 안경이 어린이도 안전하게 사용할 수 있는 기준을 충족하고 있어 이미 의료기기로 등록되어 있습니다. 또 가장 높은 안전기준이 요구되는 소아용 의료기기에 대한 인증인 ISO 13485를 취득하여 높은 정밀도로 생산되고 있습니다.

현재는 개개인의 도수와 얼굴 크기에 맞게 주문 제작해 판매하고 있습니다. 범용품도 개발 중이며, 제품 수요가 많아지면 대량생산도 가능해질 것으로 보고 있습니다.

다양한 수요와 반응들

현재 쿠보타 안경을 구입하는 사람들은 성인들, 그중에서도 50대 이상이 절반을 차지합니다. 근시 억제 효과가 필요하다기보다 눈에 좋은 것을 하고 싶다거나, 눈을 산책시키는 셈이 되니까 하고 싶다는 경우도 있고, 앞서 말한 대로 피로가 풀린다는 느낌 때문에 사용하는 분도 있으며, 안경 렌즈를 교체할 필요가 없게 되었다는 분도 있습니다. 그리고 구매자 대부분은 이 안경의 메커니즘을 이해한 사람들이 많습니다.

그 외 동아시아에서 온 여행자들도 있습니다. 대부분은 아이들에게 착용하게 해주고 싶다며 구입해갑니다. 각막 교정술이나 점안 요법은 아이들이 싫어하고 부모도 불안하게 생각합니다. 홍콩, 싱가포르, 중국 본토에서 일부러 일본까지 사러 오기도 합니다. 두바이 고객도 있고, 최근에는 호주에서도 주문이 들어왔습니다.

아마도 기술이나 데이터를 조사해보고 구입하거나, 제 논문을 보고 연락을 해오는 것으로 보입니다. 2022년에는 네덜란드의 국제 근시 학회에서 처음으로 연구 성과를 발표했는데, 회의장이 가득 찼습니다. 저의 논문에 많은 사람들이 흥미롭게 생각했던 것 같습니다.

물론 지금까지는 신중하게 개발을 진행해야 하고, 더 많은 임상 시험이 필요합니다. 특수한 사람에게만 효과가 있는 마법 같은 것이 아니라 누가 해도 재현성이 있고, 과학적인 것이어야 합니다. 쿠보타 안경은 지금 바로 그것을 확인하는 단계에 있습니다.

근시 연구의 새로운 시작

저는 망막 질환이나 녹내장 등 눈에 관한 기초나 임상 연구는 계속해 왔지만, 원래 근시에 특화된 전문가는 아닙니다. 하지만 전 세계에는 그야말로 오로지 근시 연구에만 수십 년이 된 연구자들이 많이 있습니다. 모두 젊은 시절부터 함께 절차탁마해 온 커뮤니티에, 갑자기 제가 불쑥 나타나서 이런 데이터를 내놓은 것은 약간의 놀라움으로 받아들여지고 있다는 것은 알고 있습니다.

개인적으로 흥미를 느끼게 되어 연구를 시작한 것인데, 갑자기 흥미를 느끼게 되었다고 해서 연구에 매진하는 사람은 세상에 별로 없을 것입니다. 하지만 저는 다양한 것에 흥미와 관심이 있습니다. 운 좋게도 그런 기회를 얻게 되어 정말 감사하게 생각합니다.

돌이켜 보면 녹내장 유전자를 발견했을 때도 아직 새내기 대학원생이었습니다. 녹내장은 연구자 수가 많고 당시 전 세계적인 베테랑 연구자들이 경쟁하는 부분이었기 때문에, 설마 제가 제일 먼저 유전자를 발견하고 마이오실린(myocilin)이라는 이름을 붙이게 될 줄은 생각지도 못했습니다. 정말 운이 좋았던 것 같습니다.

쿠보타 안경은 대만에서도 임상 시험을 시작했습니다. 세계 최초로 실외 놀이의 중요성을 발견한 '근시 연구의 중심지'에서 시작한 도전입니다. 세계 최고 수준의 근시 전문가들이 평소 진료하고 있는 아이들을 대상으로 꼭 임상 시험을 하고 싶다고 말해준 덕분에 시험이 실현되었습니다. 우리의 기술에 대한 신뢰가 높다는 뜻이므로 매우 감사한 일입니다. 대만에서 세계 최고 수준의 제3자 기관을 통해 논문이 나와 성과를 인정받게 된다면 대단한 신뢰를 받을 것으로 기대하고 있습니다.

대만이나 중국에서는 새로운 근시 기술에 뛰어들었습니다. 가능성이 있으면 추구하겠다는 것입니다. 저명한 근시 연구자가 되면, 아직 개발 단계의 최신 기술이라고 해도 과학적 근거가 확실하다면 무엇이든 시도해보고 싶다고 생각하는 것 같습니다. 자신이 시험해보고, 자존심을 걸고 가장 먼저 결과를 증명해보이겠다, 흑백을 가리겠다고 하는 자세가 있습니다.

일본에서도 조금씩이지만 임상 시험을 계획하고 있습니다. 미국인에 대해서는 효과를 논문으로 쓸 수 있었지만, 인종도 생활 환경도 다른 일본인에게 효과가 있는지도 조금씩 확인할 계획입니다. 일본의 한 국립 대학도 큰 관심을 보여 주셔서, '이 기술로 세계가 바뀔 수도 있다', '세계적인 기술이므로 일본에서 해야 한다'라며 함께 임상 시험을 하고 싶다고 말했습니다.

근시 연구는 지금부터

일본에서는 근시에 대한 위기의식이 희박하다고 했는데, 최근에 와서 드디어 근시 억제를 위한 기운이 고조되기 시작한 것 같습니다. 일본 문부과학성이 안축장 조사에 나선 것도 그중 하나입니다. 아마 앞으로 국가 차원에서도 어떤 노력을 시작하려고 하는 것 같습니다.

개인적으로 아이디어를 내자면, 국가 차원에서 안과 클리닉이나 안경 판매점에 '아이들의 눈은 실외 활동으로 근시를 예방할 수 있습니다'라는 포스터를 붙이는 게 어떨까 합니다. 치과에 가면 '충치를 예방합시다'라는 포스터를 종종 볼 수 있는데, 바람직한 방법이라고 생각합니다. 눈도 그런 식으로 하면 사람들의 의식이 단번에 높아질 것입니다.

저희 회사 차원에서도 '제로 디옵터 프로젝트(ZERO Diopter Project)'라는 이름으로, 교정을 필요로 하지 않고 맨눈으로 사물이 선명하게 보이는 세상 만들기를 목표로 한 활동을 하고 있습니다. 특히 2024년 3월 23일 방송된 일본 TBS 방송국 〈보도 특집〉에서도 근시를 자세하게 다뤘는데, 저도 잠깐 후반부에 등장합니다. 조금씩이지만 일본에서도 관심이 높아지고 있습니다.

앞서 잠시 언급했지만 최근 호주에서 진행된 연구에 따르면 실외 활동은 성인의 근시 억제에도 효과가 있다고 합니다. 저희도 성인에 대한 효과를 확인하고 있는데, 다른 연구 기관에서도 같은 보고가 있어 매우 기쁘게 생각합니다. 참고로 호주도 최첨단 근시 연구가 활발한 나라 중 하나입니다.

눈의 건강 수명에 더욱 관심을

원시 시대 사람들은 부상으로 인한 출혈이나 감염증, 사고 등으로 많은 사람들이 사망했습니다. 현대에는 생활 습관병이나 암으로 인한 사망이 증가한 시기도 있었지만, 부상 등은 안전벨트나 안전모 등의 안전 대책으로 줄어들었으며, 감염증에는 백신이 계속 개발되고 있습니다. 지금은 생활 습관병에 잘 듣는 약도 증가했고, 암에 걸리더라도 제대로 치료하면 장수하는 사람도 많아지고 있습니다.

이제 초장수 시대가 왔습니다. 이제 남은 과제는 건강 수명을 어떻게 늘리느냐 하는 것입니다. 이미 고령자들은 건강 수명을 연장하기 위해 다리와 허리를 단련하고 뇌의 인지 기능을 유지하기 위해 노력하고 있습니다. 하지만 그것만으로는 충분하지 않습니다.

눈과 귀 등을 어떻게 오래 유지할 수 있는지에도 더욱 관심을 가져야 합니다. 이러한 감각 기관의 건강 수명에 대해서는 아직 의식이 낮은 것 같습니다. 나이가 들어도 녹내장과 난청을 예방하면 고령자의 삶의 질이 유지될 수 있습니다. 앞으로는 이를 위한 연구도 진행될 것입니다. 의료계는 최신의 올바른 정보와 지식을 제공할 필요가 있으며, 환자들도 그러한 정보와 지식을 계속 업데이트하는 것이 필요합니다.

저는 근시가 병이라고 생각하지만, 근시의 정도에 따라서는 걱정할 필요가 없는 것도 있고, 주의해야 할 사항도 있습니다.

지금은 안구 건조증이 병으로 확립되어 있지만, 20~30년 전에는 눈이 건조한 상태가 된다는 것은 이해했지만 병으로 인식하지는 않았습니다. 이와 같이 의학의 역사에서는 우선 의학적으로 비정상적인 상태가 인지되고 연구가 진행되어, 나중에 병으로 인정되는 것이 적지 않습니다. **질병으로 인식된 후에야 치료법의 개발이 가속화되고 결과적으로 환자에게 도움이 됩니다.**

근시가 병이라고 해도 반드시 치료해야 하는 것은 아닙니다. 상황을 지켜보는 것도 하나의 선택입니다. 다만 필요할 때 치료할 수 있는 선택권이 있다면 좋은 일일 것입니다. '근시를 병으로 만들면 의료비가 증가한다'는 의견도 이해는 됩니다. 하지만 조기 치료하면 장기적으로는 녹내장이나 백내장의 발병도 줄일 수 있으므로, 전체적으로 보면 의료비 억제 효과로 이어질 가능성이 있습니다.

원시 시대에 가까운
생활 방식이 눈에 좋다

예전의 생활 방식이 합리적이었다

원시 시대에는 사실상 눈이 좋은 사람만 살아남아 자손을 남길 수 있었습니다. 인간끼리의 관계 형성에서도, 포식하기 위해서도 눈이 굉장히 중요했기 때문입니다. 그런 의미에서는 **원시 시대에 살았던 사람들의 환경에 가까워지는 것이 눈에도, 몸에도 좋습니다.**

인류의 진화는 100만 년 단위로 일어납니다. 인류 역사에서는 원숭이와 사람이 공통의 조상에서 분리된 것이 200만~1000만 년 전으로 추정되며, 1만 년 전부터는 정착해서 생활하게 되었고, 5000년 전에 농경이 시작된 것으로 추정됩니다. 지금과 같은 문명 혹은 생활 양식이 된 것은 기껏해야 1만 년에서 5000년밖에 되지 않았습니다. 100만 년이 넘는 인류 역사에서는 아주 짧은 시간입니다.

인류 역사의 대부분은 정글 속 동굴에서 살았습니다. 그것이 인간에게 가장 자연스러운 삶의 방식입니다. 물고기를 잡고, 동물을 사냥하고, 나무 열매와 채소나 과일을 따 먹기도 했습니다. 배가 고파서 뭔가 먹고 싶어도 먹을 수 없는 경우가 더 많았습니다. 가끔 사냥감이 잡히면 먹었지만, 그 외에는 계속 굶주렸습니다.

그리고 조금이라도 먹으면 섭취한 칼로리를 절대로 몸 밖으로 내보내지 않으려고 애썼고, 효율적으로 흡수하는 사람만 살아남았습니다. "저는 아무리 먹어도 살이 찌지 않아요"라고 말하는 사람은 원시 시대에 살았다면 영양실조에 걸렸을 것입니다.

하루 세 끼 정해진 시간에 배가 고프든 고프지 않든 식사하는 것은 인류의 진화 과정에서는 상상할 수 없는 일이었습니다. 그래서 지금은 당뇨병이나 고지혈증에 걸리는 사람이 늘었습니다. 정착 민족이 되면서 소금에 절이면 음식을 보존할 수 있다는 것을 알게 된 후에는 섭취하는 염분 농도가 높아져 고혈압에 걸리는 사람도 증가했습니다.

식사를 제한하면 몸 상태가 좋아진다

'12시에 점심을 먹는다'는 것도 상당히 인위적인 라이프 스타일입니다.

근대 공업화가 되면서 대량생산을 하는 노동 집약형 산업이 발달하게 되었습니다. 모두 같은 시간에 일하고 차례대로 밥을 먹지 않으면 제조 라인이 제대로 돌아가지 않았습니다. 혼자서 마음대로 원하는 시간에 먹을 수 없게 되어 버린 것입니다. 배가 고프지 않은 사람은 하루 한 끼만 먹어도 되는데 말입니다.

한 끼 식사량도 늘어나 배부르게 먹는 것이 일반적으로 되었습니다. 특히 외식하면 많이 먹는 사람에게 맞는 양이 담겨 나와 무심코 과식하는 일도 적지 않습니다. 이는 고객 만족도를 유지하기 위해서일까요?

요즘 유행하는 간헐적 단식으로 다이어트를 하면 컨디션이 좋아지는 것은 우리 몸에 원시 시대의 기억이 있기 때문일 것입니다. 먹는 칼로리를 제한하면 모든 동물의 수명이 연장된다는 것을 알 수 있습니다.

물론 극단적으로 영양 상태가 나빠지면 성장 단계에서 제대로 성장하지 못하고, 성인일 경우 면역 상태가 저하되거나 다른 문제가 생길 수 있습니다. 하지만 적어도 관리된 환경에서 사육되는 실험동물에게서는 칼로리 제한에 따른 수명 연장 효과가 확인되고 있습니다.

눈도 마찬가지입니다. 원시 시대에 눈이 나쁘면 물고기나 동물을 잡을 수 없고, 나무 열매도 찾을 수 없고, 위험한 동물로부터 도망칠 수도 없는, 그런 상황에서 인간은 살았던 것입니다. **눈이 진화하는 과정에서, 일생에 걸쳐 먼 곳을 바라볼 수 있는 상태가 오래 유지되도록 설계된 것은 바로 그런 이유 때문입니다.**

근시가 되면서 백내장, 녹내장, 망막 박리 같은 병이 일어나기 쉬워졌습니다. 덤으로 병까지 따라온 것입니다.

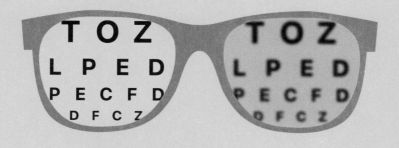

제 **4** 장

의외로 잘 모르는
눈 질환

근시 때문에 발병 위험이 증가한다

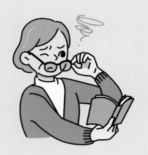

노화로 인해 수정체가 혼탁해지면서 발생하는, 백내장

지금부터는 **근시로 인해 장래에 발병 확률이 높아지는 눈 질환과 그 외 최근에 증가하고 있는 눈 질환에 대해 더 자세히 살펴보겠습니다.** 먼저 백내장입니다.

눈도 신체의 장기입니다. 다른 장기와 마찬가지로 나이가 들수록 성능이 떨어질 수밖에 없습니다. 수정체는 조금씩 딱딱해질 뿐만 아니라 혼탁해지기 시작합니다.

눈 속에서 렌즈 역할을 하는 수정체는 달걀흰자와 같습니다. 갓 태어난 새끼의 수정체는 투명하고 말랑말랑한 젤리 형태며, 매우 부드러운 상태입니다. 나이가 들면서 단백질이 서서히 변성되어 점점 딱딱해지는데 80~90대가 되면 심한 경우에는 갈색의 마롱글라세(밤을 설탕에 졸인 디저트의 일종)처럼 될 수 있습니다. **평생에 걸쳐 날달걀이 삶은 달걀로 변해가는 셈입니다.**

날달걀의 흰자가 투명한 것은 단백질이 규칙적으로 늘어서 있기 때문이며, 삶으면 그 구조가 변해 새로 큰 덩어리 형태가 되면서 불투명한 흰색으로 단단해집니다. 각막이나 수정체도 콜라겐 분자나 크리스탈린(crystallins) 분자 같은 단백질들이 규칙적이고 깔끔하게 나열됐던 동안에는 투명합니다. 그런데 자외선이 닿거나 흡연을 하면 활성산소가 발생해서 변성을 일으키게 되므로 점점 혼탁해지고 하얗게 변해 버립니다.

특수한 백내장 중 유리 제조공 백내장(glass blower's cataract)이 있습니다. 유리 제조공들이 뜨거운 액체 상태의 유리가 뿜어내는 적외선을 계속 쬐면 백내장이 가속된다고 합니다. 적외선은 말하자면 열이기 때문에, 수정체가 열변성을 일으키는 것입니다. 이런 삶은 달걀과 같은 일이 눈에서도 일어나고 있는 셈입니다.

백내장에 약은 없다

초기 수정체의 경화(굳는 증상)는 이른바 노안 상태이며, 원근 조절이 어려워집니다. **조금씩 가까이 있는 것이 잘 보이지 않게 되다가 결국 수정체의 탄력성이 완전히 사라져 버립니다.** 최종적으로는 안개 속에 있는 듯한 느낌으로 '항상 흐린 유리를 통해 사물을 보고 있는 느낌이 든다'거나 극단적일 때는 '불이 켜져 있는지 아닌지 정도는 알 수 있는' 상태가 됩니다.

백내장이 진행됨에 따라 시력이 조금씩 떨어지기 때문에 현관 바로 옆에 거미줄이 쳐져 있는 것을 알아차리지 못하고, 벽의 얼룩도 보이지 않으며, 결국 쓰레기가 떨어져 있어도 알아채지 못하게 되어 집이 더러워지게 되는 경우도 많습니다.

심해지면 눈동자가 희고 혼탁해져 있는 것을 다른 사람도 알 수 있습니다. 백내장에 걸린 나이 많은 개의 눈이 하얗게 되어 있는 것을 본 적이 있을 것입니다.

안타깝게도 이러한 수정체는 현재의 기술로는 원래대로 되돌릴 수 없습니다. 본질적인 치료제도 없습니다. 우리 회사를 비롯해서 개발은 다양하게 시도됐지만, 현재로서는 성공한 것이 없습니다. 삶은 달걀을 원래의 날달걀 상태로 되돌리는 것은 상당히 어렵다는 뜻입니다.

참고로 어두운 곳에서 잘 보이지 않게 되거나, 세세한 것이 잘 보이지 않게 되는 것은 시각세포의 밀도가 나이가 들면서 조금씩 줄어드는 것도 영향을 줍니다. 뇌세포도 시각세포도 중추 신경의 세포에는 재생 능력이 없습니다. 아기가 갓 태어났을 때가 가장 많고, 그다음부터는 계속 줄어들 뿐입니다.

백내장은 수술로 치료할 수 있다

제2장에서 설명했던 대로 세계적으로 보면 실명 원인 1위는 백내장입니다. 의료가 낙후되어 수술할 수 없는 나라가 많기 때문이지만, **일본을 비롯한 선진국에서는 수술로 낫는 병이 되었습니다.** 수술을 통해 눈 안에 렌즈를 넣는 수술입니다. 수정체의 혼탁한 부분을 초음파로 흡인하고, 그곳에 6.5mm전후의 작은 렌즈를 넣습니다(《표 4-1》).

말하자면 렌즈를 통째로 교환하는 것이기 때문에, 안개가 걷히고 또렷하게 보이게 됩니다. 수술의 만족도가 매우 높아, '세상이 이렇게 아름다웠나'라며 감동하는 환자도 많이 있습니다. "그런데 지금까지 몰랐

표 4-1 백내장의 수술 구조

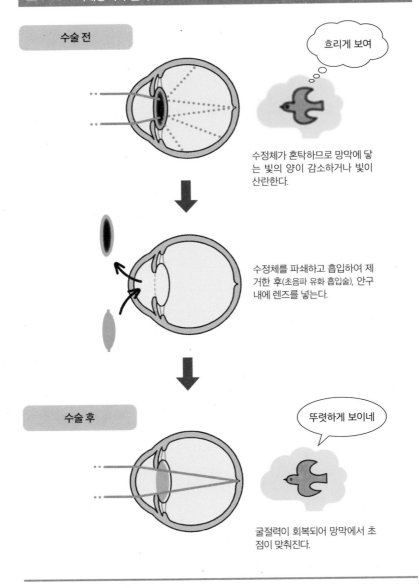

수술 전

흐리게 보여

수정체가 혼탁하므로 망막에 닿는 빛의 양이 감소하거나 빛이 산란한다.

수정체를 파쇄하고 흡입하여 제거한 후(초음파 유화 흡입술), 안구 내에 렌즈를 넣는다.

수술 후

뚜렷하게 보이네

굴절력이 회복되어 망막에서 초점이 맞춰진다.

던 우리 집 벽에 난 얼룩과 내 얼굴의 기미까지 보여서 실망했어요"라는 농담도 자주 듣습니다.

백내장 수술은 약 50년 전부터 시행되고 있습니다. 원래는 항공기 조종사의 '사고'가 계기가 되었습니다. 사고로 조종사 눈에 항공기 조종석 위에 있는 투명한 덮개의 강화 플라스틱 파편이 박혔는데, 시간이 지나도 이물질에 대한 거부반응이 없는 것을 보고 이 재질을 이용해서 인공 수정체를 개발하게 된 것입니다.

지금은 실리콘이나 아크릴로 대체되었습니다. 예전에는 1시간 정도 걸렸던 수술 시간이 기술이 진보함에 따라, 지금은 10분 정도면 끝납니다. 혼탁해진 수정체를 작은 절개창을 통해 흡입해서 제거하는데, 예전에는 크게 절개해서 혼탁해진 수정체를 통째로 꺼내야 했습니다. 상처가 커서 회복하는 데 시간이 걸렸고, 상처를 잘 봉합하지 않으면 난시가 되기도 했습니다. 지금은 수정체를 둘러싸고 있는 수정체 주머니 안에서 초음파를 이용해 수정체를 물처럼 유화시킨 후 흡입하여 제거하는 유화 흡입술이 일반적입니다.

백내장 수술, 간단하지 않다

일반적으로는 당일 수술을 하게 되므로 '백내장 수술은 간단하다'라고도 말하지만, **사실 기술적으로는 간단하지 않습니다.**

내장 수술에서도, 넓은 시야를 확보할 수 있는 개복 수술에 비해 미세한 구멍을 통해 특수카메라가 달린 관을 삽입해 수술하는 복강경 수술이 의사에게 어렵습니다. 마찬가지로 미세한 절개창으로 관을 넣어 수정체를 유화시켜 빨아들여 제거하려면 숙련된 고도의 기술이 필요합니다.

가느다란 바늘 같은 노즐이 달린 장치로 수정체 주머니를 남기고 내용물만 흡입해야 합니다. 주머니를 남겨야 인공 렌즈를 넣을 수 있기 때문입니다. 남은 주머니에 작게 접힌 렌즈를 가는 파이프 모양의 인젝터로 이식합니다. 다만 초음파가 너무 세거나 환자의 체질에 따라서는 주머니가 찢어져 버릴 수도 있습니다.

주머니가 찢어졌다면 인공 렌즈를 직접 눈에 꿰매어 고정해야 하며, 그런 경우 수술 시간도 길어집니다. 백내장 수술 중 찢어진 주머니를 통해 수정체 조각이 유리체 내로 떨어지거나 하면 더 큰 수술을 해서 제거해야 합니다.

참고로 '후발 백내장'은 백내장 수술 몇 개월 후에 다시 눈이 흐려지는 현상으로, 백내장 재발이 아니라 수정체 주머니에 찌꺼기가 생긴 것이 원인입니다. 그러므로 레이저로 절개해야 할 수도 있습니다. 절개를 해서 치료를 한 후에는 다시 혼탁해져서 보이지 않게 되는 일은 없습니다.

백내장 수술은 언제 받는 것이 좋을까?

이러한 합병증은 숙련된 안과 의사가 수술한다면 거의 일어나지 않지만, 전혀 일어나지 않는다고 할 수는 없습니다. 그러므로 반드시 백내장 수술을 해야 하는 것은 아니라고 생각합니다. 수술이 절대적으로 필요한 것은 아니라는 말입니다.

시력이 어느 정도까지 떨어지면 수술을 할 것인가는 그 사람의 생활 스타일에 따라 다를 것입니다. 눈을 과도하게 혹사하는 생활을 한다면, 빨리 수술하는 것이 좋습니다. 눈을 크게 사용하지 않고 산책하며 느긋하게 생활하고 있다면, 시력이 떨어져도 큰 부담을 감수하면서까지 수술할 필요는 없을 겁니다.

저는 반드시 다수의 의사에게 물어보기를 권합니다. **세 명의 의사에게 물어보고, 그들 모두에게서 수술하는 것이 좋다고 들었다면 수술하는 것이 좋습니다. 수술할 필요가 없다고 들었다면 이유를 잘 들어 봐야 할 것입니다.**

한편 백내장이 너무 진행되면 수술이 어려워지는 단계가 있다는 것도 알아둘 필요가 있습니다. 수정체가 너무 딱딱해지면 초음파의 출력을 많이 높여야 백내장이 생긴 수정체 주머니의 내용물이 부서지기 때문에, 주변 조직이 손상될 수 있고 눈에 장애가 생길 위험이 큽니다.

또 망막의 상태에 따라서는 보기에 그렇게 나쁘지 않더라도 빠른 백내장 수술을 권하는 경우도 있습니다. 수정체가 혼탁해지면 외부에서 눈 안쪽을 보기 어려워져서, 안저 검사나 레이저 광선을 이용한 치료가 어려워지기 때문입니다. 수정체가 혼탁한 상태로 있으면 충분한 안저 검사를 할 수 없으므로 어떤 망막 질환이 있어도 간과할 수 있습니다.

게다가 백내장이 너무 진행되고 난 후에 수술을 하면 사전 검사만으로는 눈의 전체적인 상태를 제대로 파악할 수 없습니다. 수술을 해 본 후 비로소 망막의 질병을 알게 되어 '마음먹고 백내장을 수술했으나 기대한 만큼의 시력이 나오지 않았다'는 경우도 있습니다.

백내장은 50대가 지날 무렵부터 시작됩니다. 50대에게는 거의 어떤 종류의 백내장 증상이든 나타날 수 있다고 생각하는 편이 좋습니다. 막을 방법도 없고, 얼마나 빠른 속도로 진행될지 예측하기도 어렵습니다.

오랜 시간 동안 외부에 있는 사람, 태양에 심하게 노출되어 다양한 파장의 빛을 많이 받아 산화 스트레스를 받는 사람, 그리고 앞에서 말했듯이 근시인 경우에는 백내장이 될 우려가 큽니다. 이외로도 유전적인 요인이나 외상, 당뇨병, 흡연 등의 유무도 관계가 있습니다.

단초점 렌즈와 다초점 렌즈, 어느 쪽이 좋을까?

백내장 수술을 할 때 "단초점(고정 초점) 렌즈와 다초점 렌즈 중 어느 쪽으로 하시겠습니까?"라는 질문을 받는 경우가 있습니다. 일본에서 다초점 렌즈를 사용하는 백내장 수술은 오랫동안 전액 본인 부담이었지만,

2020년부터 일부 선정 요양의 대상이 되었습니다. 선정 요양이란 렌즈 비용은 본인이 부담하고, 수술 비용은 건강 보험에서 부담하는 것입니다. 이에 따라 '다초점도 한번 해 볼까' 하고 생각하는 사람이 증가하고 있는 것 같습니다.

단초점은 글씨처럼 근거리나 원거리 중 한 곳에만 초점을 맞출 수 있게 제작된 렌즈입니다. 골프로 비유한다면, **날아가는 공이 또렷하게 보이도록 멀리 초점을 맞추느냐, 치기 전의 공이 잘 보이도록 가까이에 초점을 맞추느냐의 차이입니다.** 새로 눈에 넣는 것은 젊은 시절의 수정체처럼 부드럽고 조절력이 있는 것이 아니라, 하드 콘택트렌즈 같은 플라스틱 렌즈이므로 한 번 넣으면 초점을 바꿀 수 없습니다.

가까이 초점을 맞추면 멀리 보기 위해서는 평소 안경이 필요합니다. 근시인 사람에게는 불편함이 없을 것입니다. 멀리 볼 때는 안경을 쓰고, 가까이 볼 때는 맨눈으로 보는 생활에 익숙하기 때문입니다. **원래 근시인 사람에게는 가벼운 근시가 되는 렌즈를 사용하는 것이 일반적입니다.**

다만 그중에는 백내장 수술을 계기로 오래된 근시와 완전하게 작별하고 싶다, 맨눈으로 운전하고 싶다, 상대방의 얼굴을 제대로 보고 싶다는 사람이 있습니다. 그런 경우에는 멀리 초점을 맞추게 되는데, 그러면 바로 앞에 있는 것이 맨눈으로 잘 보이지 않습니다. 상당히 어려운 부분입니다.

멀리 초점을 맞춘 경우, 자동차 운전이나 영화의 스크린을 보기에는 좋지만 바로 앞에 있는 책을 읽거나 스마트폰을 보기 위해서는 돋보기가 필요합니다. 나이가 들어도 눈이 좋은 사람, 즉 멀리 있는 것은 맨눈으로 잘 볼 수 있고 가까이 있는 것을 볼 때 돋보기를 썼던 분들이라면 멀리 초점을 맞추는 것이 불편함이 없을 것입니다.

멀리인지 가까이인지 확실하게 결정할 수 없는, 평소 일상생활을 가능한 한 안경 없이 지내고 싶은 사람은 가까이와 멀리 사이에 맞추는 선택도 있습니다. **멀리도 가깝게도 적당히 보이는 상태로 만드는 것입니다.** 이렇게 하면 컴퓨터나 내비게이션의 화면, 바로 앞에서 요리하는 모습 등은 안경이 필요 없는 경우가 많습니다. 가벼운 근시였던 사람에게도 거부감이 적을 것입니다. 다만 어디까지나 멀거나 가깝거나 그럭저럭 볼 수 있을 정도입니다.

점점 진화하는 안내 렌즈

최근에는 원근 양용 다초점 렌즈도 나왔습니다. 말 그대로 원거리와 근거리 양쪽 다 초점이 맞도록 만들어 진 것입니다. 말하자면 **골프를 치기 전의 공도 날아가는 공도 모두 잘 보입니다.** 멀리에서 보든 가까이서 보든 안경의 필요성을 크게 줄일 수 있습니다.

종류도 여러 가지 있습니다. 가까운 곳과 먼 곳이 보이지만 중간 지점을 보려면 안경이 필요한 타입, 먼 곳과 중간 지점은 보이지만 바로 앞에 있는 것을 볼 때는 돋보기가 필요한 타입, 가깝든 멀든 중간 지점이든 모두 보이는, '3초점 렌즈', '5초점 렌즈'도 나왔습니다.

안내 렌즈(Intraocular lens)의 기술 개발은 나날이 발전하고 있습니다. 기존의 다초점 렌즈는 회절형과 굴절형 구조가 주류였습니다. 회절형은 회절의 원리를 이용해서 외부에서 오는 빛을 멀리와 가까이(3초점 렌즈일 경우 중간도 포함)에 배분합니다.

다만 3초점이라면 3곳, 5초점이라면 5곳에 빛을 배분하기 때문에 각각의 지점에서 빛의 정보량이 적어집니다. 그 결과 대비 감도(contrast sensitivity)가 낮아지기도 합니다. 말하자면 흑백이 분명한 것은 보이지만 옅은 회색의 농담은 구분하기 어려워지는 상태가 됩니다. 어두운 곳에서 글레어(glare, 빛이 번쩍이는 것처럼 보임)나 헤일로(halo, 빛 주위에 고리가 보임)가 생기기 쉽습니다.

굴절형 다초점 렌즈는 렌즈 위쪽에는 멀리 보는 도수인 원용부, 아래쪽에는 가까이 보는 도수인 근용부를 설치하는 원근 양용입니다. 렌즈가 빛을 먼 곳과 가까운 곳으로 배분하기 때문에, 대비 감도는 낮고, 사물이 이중으로 보일 수가 있습니다.

최근에는 확장된 초점 심도(EDOF, Extended Depth of Focus) 기술이 등장했습니다. 보이는 범위를 확대하는 구조로, 다초점이라기보다 연속 초점입니다. 대비 감도도 비교적 좋아서, 글레어와 헤일로도 잘 생기지 않습니다. 다만 가까이 있는 것은 역시 잘 보이지는 않는 것 같습니다.

언뜻 보기에는 최신형이 더 좋은 것 같지만, 반드시 그렇지는 않습니다. 단초점도 다초점도 각각 장단점이 있어 연령이나 라이프 스타일, 성격에 맞춰 렌즈를 선택하지 않으면 만족도가 떨어질 수 있습니다.

안과 의사처럼 세밀한 작업을 하는 사람은 아직도 단초점 렌즈가 다수입니다. 어쨌든 주치의와 자주 상담해서 자신에게 맞는 선택을 하기 바랍니다. '결국은 해봐야 알 수 있다'는 것이 현재의 과제입니다. 앞으로는 AR(증강현실) 디바이스 등으로 수술 후의 모습을 시뮬레이션할 수 있게 될 것입니다.

또 이미 단초점 렌즈를 넣은 눈에 다시 다초점 렌즈를 삽입하여 원용부와 근용부 모두에 초점이 맞도록 하는 애드온(AddOn) 수술도 있습니다. 다만 수술을 반복할수록 합병증의 위험이 커지므로 위험과 이점을 잘 고려해서 실시할 필요가 있습니다.

시야가 좁아지는, 녹내장

백내장과 함께 널리 알려진 병이 바로 녹내장입니다. 녹내장은 세계 실명 원인 중 2위입니다. 제2장에서 설명했듯이 **눈의 압력(안압)이 상대적으로 높아짐에 따라 망막에서 뇌로 이어지는 시신경들이 조금씩 죽어가는 병입니다.** 개인마다 시신경이 견딜 수 있는 안압의 정도가 다르므로, 안압이 정상이라고 해도 시신경이 견딜 수 있는 안압이 낮은 경우라면 녹내장이 생길 수 있습니다.

적절한 안압을 유지하는 것은 매우 중요한데, 안압이 너무 높아서 팽팽해지면 그 압력으로 망막신경절세포(시신경)가 죽게 됩니다. 그리고 세포가 죽어 가는 과정에서 독특한 시야 협착을 일으킵니다.

40대 이후에는 아무래도 신경절 세포의 압력에 대한 내성이 약해지기 때문에 정상적인 압력에서도 죽어가는 상태가 될 수 있습니다. 정상안압 녹내장이라고 하는데, 일본 환자의 90% 이상이 이런 경우의 녹내장이라는 보고도 있습니다.

녹내장의 유형과 단계에 따라 다르지만, 대부분의 녹내장은 서서히 진행되는 질병입니다. 눈이 조금씩 10년, 20년에 걸쳐 시야가 좁아져 갑니다.

이것은 좋은 일이기도 하고 나쁜 일이기도 합니다. 빨리 발견하기만 하면 적절한 치료로 평생 실명하지 않고 지낼 수 있습니다. 반대로 말하면, 시야가 아주 조금씩 좁아지기 때문에 알아차리기 어렵습니다. 드물지만 자각 증상이 나타났을 때는 이미 실명 직전인 경우도 있습니다.

놀라운 경우이기는 하지만, 한쪽 눈의 시력이 상당히 저하되어 있어도 알아차리지 못하는 사람도 있습니다. 일반적으로 두 눈으로 사물을 보기 때문입니다. **한쪽 눈이 잘 보이지 않게 되어도 뇌가 이미지를 합성해서 맞춰 버리기 때문입니다.**

오랜만에 일안 반사식 카메라(SLR, Single Lens Reflex Camera)의 파인더

를 한쪽 눈으로 들여다봤더니, 자신도 모르는 사이에 한쪽 눈이 망막 박리가 되어 시력이 저하되어 있어 보이지 않았다는 분도 있습니다. 녹내장이라는 것을 알아차리기 위해서라도 정기 검사는 중요합니다. 안압 검사를 하고 안저 사진을 찍어 특수한 장치로 시신경 세포가 줄어들지 않았는지 확인해볼 필요가 있습니다.

이러한 선별 검사(screening test)에서 녹내장이 의심될 경우, 다음에는 시야 검사를 하여 시야 결손이 있는지 확인하고 최종적으로 녹내장 여부를 진단하여 치료 방침을 결정해나갑니다.

선별 검사는 건강 진단에 포함된 경우가 많은데, 없으면 안과에서 정밀 검사를 받을 수 있습니다. 녹내장은 매우 특징적인 시야 변화를 일으키기 때문에 초기 단계에서 발견하는 것도 가능합니다. 시신경이 조금씩이라도 계속 손상이 될 때는 안압을 낮추는 점안약이 처방됩니다.

녹내장은 유전적인 요소가 강해서 가족력이 있는 사람이 걸리기 쉬운 병입니다. 또 **정상안압 녹내장은 아시아인에게 많은 질병입니다. 근시인 사람도 발병 위험률이 높습니다.**

세계 최초로 녹내장의 원인 유전자를 발견한 것은 운 좋게도 저였습니다. 제가 발견한 유전자 변이를 가진 사람은 매우 드물지만, 상당히 높은 확률로 연소기 녹내장(Juvenile glaucoma)이 발생합니다. 다만 이것은 특수한 녹내장이고, 대부분의 녹내장은 중장년 이후에 많이 발생하는 질환입니다.

충격을 받지 않아도 일어나는, 망막 박리

"복싱 선수가 망막 박리 진단을 받아…"라는 뉴스를 들은 적이 있을 겁니다. 맞았거나, 공에 심하게 맞았거나, 머리를 어딘가에 부딪쳤거나, 머리나 눈에 강한 충격을 받았을 때는 만약을 위해 안과 의사의 진찰을 받는 것이 좋습니다. 망막 박리의 위험이 있기 때문입니다. 망막 박리도 심해지면 실명으로 이어질 우려가 있습니다. 일본에서는 1만 명 중 1명에게서 망막 박리가 발생한다고 합니다.

망막 박리는 이름으로 알 수 있듯이 망막이 안구 내벽에서 떨어져 들뜨게 되는 질환을 말합니다. 떨어진 부분은 망막 뒤에 있는 혈관층인 맥락막(망막에 필요한 산소와 영양소를 공급)에서 산소를 공급받지 못하게 됩니다. 극단적으로 말하면 그 부분의 망막 세포가 산소 부족으로 질식해 버리는 것입니다.

꼭 알아두어야 할 것은 머리나 눈에 충격이 없더라도 일상생활을 하고 있을 뿐인데도 망막 박리가 발생하는 경우가 적지 않다는 사실입니다. **실제로 망막 박리는 20대와 50대에게 가장 많이 발생합니다.** 20대는 외상이 주된 원인인 경우가 많지만 50대는 그렇지 않습니다.

이유가 무엇일까요? 안구 내부는 유리체라는 젤리 형태의 물질로 채워져 있고, 앞면에는 수정체에, 안쪽에는 망막에 접해 있습니다. 아기 때는 100% 젤리 형태였던 유리체가 나이가 들면서 점점 물로 변하는 액화 현상이 발생합니다. 젤리와 액체가 반반 되는 시점에서 어느 날 갑자기 유리체가 수축하면서 망막에서 스르르 벗겨져서 분리되는 겁니다 (《표 4-2》).

젤리와 액체가 반반 정도 되는 시기가 50~59세 정도의 나이입니다. 대개는 아무런 문제도 없이 망막이 스르르 떨어집니다. 다만 유리체를 둘러싸고 있는 후부 유리체라는 막에는 점착성이 있기 때문에 우연히 어떤 망막과 강하게 달라붙은 채로 유리체가 벗겨지면 망막까지 함께 당겨져서 구멍이 뚫리게 됩니다. 그러면 그 구멍을 통해서 망막 뒤쪽으로 액화된 유리체 성분이 흘러 들어가 망막 박리가 일어납니다.

비유하자면 점착력이 강한 스티커를 떼어 냈더니 벽지도 함께 떨어져 버린 셈입니다. 내벽에서 떨어진 부분은 산소와 영양분을 공급받지 못하므로 시각세포의 기능이 점차 떨어져 빛을 느끼지 못하게 되면서 서서히 눈앞에 검은 커튼이 내려온 것처럼 시야가 좁아집니다.

벽지와 마찬가지로 운 나쁘게 위쪽에 구멍이 생겨서 벗겨지기 시작하면 중력의 영향으로 급속하게 박리 부분이 확대됩니다. 아래쪽에 구멍이 생겼을 때는 경우에 따라서는 몇 년 동안 확대되지 않고 망막 박리가 진행되지 않을 수도 있습니다.

표 4-2   충격을 받지 않아도 망막 박리가 된다

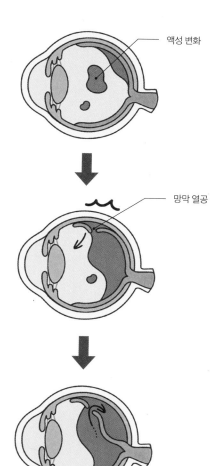

젊었을 때는 젤리 모양의 유리체로 채워져 있지만, 나이가 들면서 유리체의 일부가 액체가 된다.

액성 변화

망막 열공

어느 날 갑자기 유리체가 뒤 망막에서 벗겨지는데, 이때 운 나쁘게 망막도 같이 당겨져서 찢어지는 경우가 있다.

갈라진 틈으로 물이 뒤쪽으로 들어가 망막이 벗겨진다.

끓는 물속의 개구리가 될 수 있다는 공포

50대의 망막 박리가 무서운 점은 어떤 충격을 받았다거나 하는 계기가 없으므로 보이지 않게 되어가는 상황을 알아차리지 못한다는 것입니다.

망막의 시신경 유두에는 시각세포가 없어 빛을 감지할 수 없습니다. 시야 내에 있으면서 보이지 않는 부위인 '맹점'이 누구에게나 있다는 뜻입니다. 다만 일상생활에서 맹점을 자각하는 경우는 거의 없습니다. 시야가 조금씩 줄어들어도 원래 그런 것으로 생각하게 됩니다. 보이지 않아도 뇌는 스스로 정보를 보완해서 보이는 것처럼 판단해버리기 때문입니다.

아는 안과 의사가 해외여행을 갔을 때, 공항에서 입국 심사 카드를 작성하려고 했는데 적지 못한 적이 있다고 합니다. "손에 문제가 있는 줄 알았더니 아니었어요. 나중에 검사해보니 가벼운 뇌경색이었죠." 그래서 한쪽이 보이지 않게 된 것입니다. 안과 의사조차 시야 결손이 일어나고 있는 것을 검사해본 후에야 알았다는 사례입니다.

서서히 일어나는 일에 인간의 감각은 둔감합니다. '끓는 물속의 개구리'가 되어 버릴 수 있습니다. 다만 많은 경우 망막 박리는, 망막이 떨어지는 순간 혈관이 손상되고 출혈이 동반되면서 보는 상태가 좋지 않게 됩니다. 수축한 콜라겐(유리체의 성분)과 출혈 등으로 인해 눈앞에 작은 벌레가 날아

다니는 것처럼 보이거나 먼지 같은 것이 보이는 비문증과 눈 속에서 번 갯불처럼 번쩍이는 광시증이 나타납니다.

이런 단계에서는 얼마나 빨리 병원에 갈 수 있느냐가 중요합니다. 저는 평소에 수술은 권하지 않는 편이지만, 망막 박리는 긴급 수술의 대상인 경우가 있습니다.

50대는 망막 박리가 발병하는 연령대

주변부 망막의 '벽지'가 조금 벗겨진 단계에서는 세포가 아직 완전히 죽지는 않은 상태입니다. 벗겨진 일부 망막의 기능만 저하된 상태입니다. 벗겨진 부분을 원래대로 되돌리는 수술을 신속하게 시행하면 치료할 수 있습니다.

망막의 중심에 황반부가 있습니다. 황반부는 사물을 보는 데 가장 중요한 역할을 하는 부분으로, 시각세포가 집중되어 있어 가장 세밀한 시각 기능을 가진 부분입니다. 그런 황반부까지 박리되면 짧은 시간 동안 박리되어 있어도 시력이 좀처럼 원래대로 돌아오지 않게 됩니다. 따라서 망막 박리가 되더라도 **황반부 박리가 발생하기 전에 망막 박리를 치료하는 것이 매우 중요합니다. 수술 후 좋은 시력을 유지할 수 있기 때문입니다.**

망막 박리의 치료 방법으로는, 안구의 외부에서 실리콘 스펀지로 눈을 눌러 주거나, 실리콘 밴드로 안구를 조여서 망막에 생긴 구멍을 막아 주는 수술입니다. 100년 전에 처음으로 시행된 치료 방법입니다. 더 새로운 방법으로는 유리체 절제술이 있습니다. 유리체를 제거한 후 눈 속에 공기나 가스를 넣거나, 중증일 때에는 오일을 채워 떨어진 벽을 안 쪽에서 눌러서 망막을 붙이는 방법입니다.

유리체 절제술은 침습성이 더욱 높은 수술이므로 수술 후 백내장이 발생할 위험이 있습니다. 수술 마지막에 기체의 부력으로 망막을 맥락 막에 눌러서 붙여야 하므로 1~2주 동안 '복와위', 즉 얼굴을 24시간 아래로 향하고 있어야 하며 수술 후 장기 입원도 필요합니다.

박리까지는 되지 않고 망막에 구멍이 뚫린 상태인 망막 원공이나 망막 열공 상태라면, 외래에서 레이저 치료만 하면 되는 일도 있습니다.

참고로 개인차도 있지만, 60대에 접어들면 젤리보다 액체가 많아져서 망막이 벽에서 벗겨질 위험이 줄어듭니다. 90대 정도가 되면 거의 액체 가 되어 버립니다. **50대가 가장 위험한 연령대고, 누구에게나 일어날 가능성이 있습니다. 더욱이 근시인 사람은 그렇지 않은 사람보다 위험성이 높은 상태에 있으므로, 50대가 되면 망막 박리의 가능성을 미리 고려해두는 것이 좋습니다.**

초고령 사회에서 늘어나는, 나이 관련 황반변성

제2장에서 고도 근시가 생기기 쉬운 안과 질환 중 하나로 근시성 황반 증에 관해 설명했습니다. 이와는 별도로 근시와 연관성은 없지만 역시

황반부가 변성되는 질환이 바로 '나이 관련 황반변성(age-related macular degeneration, AMD)'입니다. 이름으로 짐작할 수 있듯이 나이가 들면서 망막의 중심에 있는 황반 부위에 이상이 생깁니다.

70~80대의 고령자에게 많은 질병으로, 최근 일본에서 증가하고 있습니다. 백내장이나 녹내장에 비하면 더 나이가 든 후에 발생합니다. **즉 오래 살면 살수록 이 질환이 생길 위험이 커집니다.**

기본적으로는 서서히 진행되기 때문에 초기의 '위축성 나이 관련 황반변성'의 경우에는 처음 10년에서 20년 동안은 알아채지 못할 정도로 증상이 경미하며 더 이상 진행이 되지 않는 사람도 있습니다. 따라서 평생 문제가 없는 일도 있습니다.

진행이 되면 '삼출성 나이 관련 황반변성'으로 이행되면서 황반부의 '지도형 위축(geographical atrophy)'이나 출혈이 생기기도 합니다. 똑바로 곧은 것이 일그러져 보이거나, 보려고 하는 곳이 보이지 않고, 시점을 옮겼을 때 시야의 한가운데에 도넛 모양의 검은 그림자가 갑자기 보이는 등 다양한 증상이 나타납니다.

원인은 밝혀지지 않았지만, 만성적인 염증이 관련되어 있다고 추측됩니다. 흡연이 위험 요소가 될 수도 있습니다.

눈(홍채) 색깔이 옅은 서구인에게 더 많이 나타나는 것으로 보면, 강한 빛이 눈 속으로 계속 들어와서 산화 스트레스를 유발했기 때문일 것이라는 추측도 있지만 정확한 이유는 확인되지 않습니다.

고령자는 황반부의 루테인(Lutein)이 줄어들기 때문이라는 설도 있습니다. 루테인이란 달걀노른자에서 노란색을 띠는 성분으로, 눈이 빛에 의한 산화 스트레스를 받을 때 청색광을 차단하는 선블록 역할을 함으로써 황반 손상을 예방합니다.

망막의 중심이 보이지 않게 된다

망막은 여러 층으로 되어 있으며 가장 안쪽에는 빛을 감지하는 시각세포가 밀집되어 있습니다. 망막의 시각세포는 사물이 잘 보이게끔 모세혈관이 없기 때문에 뒤쪽에 있는 맥락막의 모세혈관에서 산소와 영양을 공급받습니다(《표 4-3》).

나이 관련 황반변성이 되면 이 맥락막과 망막 사이에 있는 막이 손상돼 망막에 산소를 공급받지 못하게 됩니다. 그러면 몸은 '어떻게든 산소를 보내고 싶어서' 새로운 혈관을 만들려고 합니다. 신생 혈관의 일부는 황반부의 중심와(fovea centralis) 쪽으로 뻗어 나옵니다. 하지만 급하게 만든 혈관이므로 무르고, 출혈이 발생하거나 혈액 속의 물이 스며나오기도 합니다. 부종으로 물집이 생기기도 합니다.

피부가 벌레에게 물리거나 알레르기 반응이 일어나면 두드러기처럼 부풀어 오르는 것은 부종을 일으키기 때문입니다. 이 부종이 망막에 생기면 망막도 부풀어서 변형이 되어 사물이 일그러져 보입니다.

표 4-3   나이 관련 황반변성의 구조

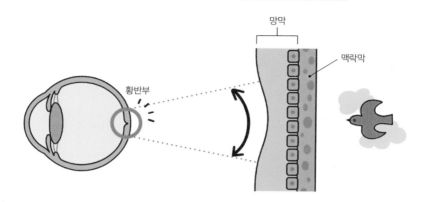

정상적인 상태

망막

맥락막

황반부

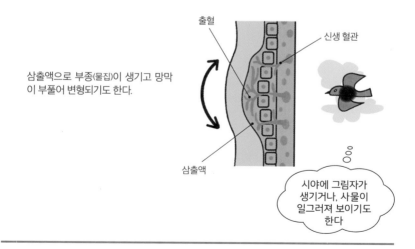

나이 관련 황반변성

출혈

신생 혈관

삼출액으로 부종(물집)이 생기고 망막이 부풀어 변형되기도 한다.

삼출액

시야에 그림자가 생기거나, 사물이 일그러져 보이기도 한다

나이 관련 황반변성을 방치하면 시력이 점점 떨어지게 됩니다. 특히 중심부의 시력이 0.1 이하가 될 수도 있고, 최악의 경우 전혀 보이지 않는 '중심 암점'이 되기도 합니다. 그 이외의 주변부 시야는 문제가 없기 때문에 다가오는 것을 피하거나 하는 정도는 정상적으로 할 수 있습니다.

녹내장은 결국 모든 망막이 장애를 받아 캄캄한 상태의 실명을 일으킬 위험이 있지만, 나이 관련 황반변성은 일반적으로는 시력을 완전히 잃을 정도의 시력 장애가 되지는 않습니다. 하지만 최대 교정시력(맨눈이 아니라 안경 등을 쓰고 측정하는 시력)이 중심부에서 0.1인, 일본 기준으로 '법적 실명(legal blindness)' 혹은 '사회적 실명' 상태가 될 위험성이 있습니다.

치료법으로는 정기적으로 신생혈관 생성을 억제하는 약을 눈 속에 주사해서 출혈이나 부종을 줄이는 것이 현재의 주류입니다. 다만 황반변성은 망막의 중심부에 위치한 신경조직(황반)에 변성이 일어난 것으로, 한 번 손상되면 되돌릴 수 없습니다. 주사는 출혈을 방지하거나 부종을 막아서 망막이 더 손상되는 것을 막아 주는 효과를 기대하고 시행하는 것입니다. 부종이나 출혈을 치료하면 시력이 회복될 수도 있습니다.

수술로 병적인 신생 혈관을 제거하기도 하고, 백내장 수술처럼 기능적으로 원래의 상태로 되돌릴 수 있는 것과는 달리, 망막은 한 번 손상되면 원상태로 기능을 회복하기 힘들기 때문에 잘 보일 때의 시력으로 완전히 돌아오는 경우는 좀처럼 없습니다. 그런 의미에서 만족도는 백내장 수술만큼 높지 않습니다. 물론 어느 정도는 보기 쉬워지는 경우가 많고 실명을 막을 수 있다는 의미에서는 중요한 치료법이기는 합니다.

참고로 어린이에게 발병하는 황반변성으로 스타르가르트병(Stargardts disease)이 있습니다. 이 병에 대해서는 뒤에서 잠깐 설명하겠습니다.

눈이 이상해서 안과에 갔는데, 당뇨병이라고?

이것도 근시와는 관계가 없지만 실명하는 원인으로, 녹내장에 이어 두 번째로 많은 것이 '당뇨망막병증'입니다. 당뇨병 환자에게만 해당하는 눈의 질환입니다. 당뇨병이 실명의 원인이 된다는 것은 잘 알려졌지만, 당뇨병이 왜 눈에 영향을 미치는지 이상하다고 생각하는 사람이 적지 않을 것입니다.

대부분의 당뇨병은 혈관이 막히는 합병증을 초래합니다. **우리 몸에서 혈류량이 가장 많은 장기는 어디일까요? 눈의 망막이 가장 많고 그다음은 신장 입니다.**

당뇨병이 원인이 되어 망막 내층에 있는 모세혈관에 장애가 발생하면 출혈이 발생할 수 있고, 혈액 속의 성분이 혈관을 빠져나가 망막에 쌓일 수 있습니다. 이런 상태가 진행되면 혈관이 막히게 되고 몸은 어떻게 해서든 산소를 내보내려고 망막 내에 새로운 혈관을 만들게 됩니다. 신생 혈관은 비정상적인 혈관으로 무르기 때문에 혈관이 터져서 망막이나 유리체 내에 출혈이 발생할 수 있습니다.

증상이 더 진행되면 신생 혈관이나 그 주위의 조직이 수축하면서 망막을 잡아당겨 망막 박리가 되는 경우도 있습니다. 혈관이 막혀 혈액의 순환 상태가 나빠지면 망막의 신경에 영양분이 공급되지 않게 되고, 망막의 세포가 손실되면서 그 부분에서 빛을 느끼지 못하게 됩니다. 가장 심각한 경우에는 망막 박리가 전체적으로 진행되어 급격히 실명합니다.

당뇨병 초기 증상으로 혈당이 올라가도 몸에 통증이나 자각 증상은 없습니다. 하지만 눈에는 자각 증상은 없지만, 뚜렷하게 이상 증상이 나타납니다. 처음에는 점 상태의 작은 출혈이나 노란색 삼출반으로 시작합니다. **눈이 이상하다고 찾아온 환자에게 안과 의사가 "당뇨병 의사에게 진찰을 받으세요"라고 말하면 "정말 당뇨병인가요?"라고 묻는 경우도 있습니다.**

참고로 당뇨병 환자가 투석해야 하는 이유는, 신장의 가느다란 혈관이 막혀 혈류가 부족해짐에 따라 노폐물 여과 기능이 저하되어 당뇨병성 신장 질환을 일으키기 때문입니다. 경우에 따라서는 굵은 혈관까지 막혀 버리는데, 최악의 경우 다리 등의 순환 장애와 뇌경색이나 심근경색 등으로 이어질 수 있습니다.

유전성 망막 질환, 망막색소변성증

망막의 질병으로는 그 외에 '망막색소변성증'이나 '망막 디스트로피 (retinal dystrophy)'라는 것도 있습니다. 지금으로부터 150년 전에 발견된

병으로 망막에 검은 색소 침착이 생겨 망막의 기능이 저하되어, 언뜻 보기에는 정상적인 망막이지만 빛을 느끼지 못하는 상태가 되기도 합니다. **기본적으로 태어날 때부터 유전자에 이상이 있어서 생기는 질병입니다.**

유전성 망막 색소 변성증으로 진단을 받으면 "현재로서는 치료법이 없어 머지않아 실명할 수 있습니다"라고 알려야 합니다. 매우 안타까운 일이지만 녹내장이나 망막 박리에 비해 현재로서는 거의 해결할 방법이 없는 실정입니다. 태어날 때부터 보이지 않아 시각 장애인이 되는 것도 힘든 상황이지만, 원래 보이던 눈이 보이지 않게 되면 상상을 초월할 정도로 힘들어질 것입니다.

미국에서는 약 3년 전에 럭스터나(Luxturna)라는 약이 탄생했습니다. 태어날 때부터 거의 실명인 상태의 사람이 많지는 않지만, 비타민 A의 대사와 관련된 효소를 주입함으로써 시각 기능을 회복시키는 획기적인 유전자 치료입니다. 비타민 A는 망막에서 빛을 뇌신경 신호로 바꿔주는 과정에서 중요한 역할을 하므로 반드시 필요하며, 결핍될 때 야맹증을 일으킵니다.

한 번의 안구 주사 치료만으로 끝나는데, 치료약은 일본의 경우 약 1억 엔입니다. 실명을 치료하는 약의 가치는 이 정도라고 판단한 약값입니다. 1억 엔이나 하는 약이라니 무슨 말이냐는 의견도 있었지만, 의료 경제학적으로 보면 타당할 수 있다는 의견도 나왔습니다. 그 사람의 남은 인생에서 눈이 보이느냐 보이지 않느냐에 따라 사회보장비가 얼마나 달라질까요. 치료도 하지 못하고 주변 사람들이 계속 지원함으로써 사회가 부담해야 할 비용을 생각하면, 아깝지 않다고 생각합니다. 럭스터나는 2023년에 일본에서 보험급여가 승인되었습니다(한국도 2024년 2월부터 건강보험 급여가 적용되어 환자 부담 비용이 1,050만 원을 줄었다 - 옮긴이).

참고로 유전성 황반변성증인 스타르가르트병에 걸리면 비타민A를 제대로 대사할 수가 없습니다. 우리 회사에서는 비타민 A의 독성 부산물을 억제하는 에믹스스타트라는 약을 개발하고 있습니다.

기부를 통해 연구가 크게 진행되기도 한다

유전성 망막 질환(Inherited Retinal Dystrophy)의 치료제로 럭스터나가 개발되었지만 사람들 대다수가 걸리는 병이 아닌, 이른바 희귀 질환에 대해서는 제약업체도 좀처럼 큰 투자를 하기 어려운 것이 현실입니다. 약제 개발에는 막대한 자금이 들기 때문에 가능한 한 수익(시장)이 큰 질병에 대한 개발이 우선시되는 경향이 있습니다.

다만 서구에서는 다음과 같은 경우도 있습니다. 실명하게 된 어느 갑부가 "눈 연구에 사용해주세요. 자식이나 손자 세대에는 내 병을 치료할 수 있으면 좋겠어요"라며 막대한 기부를 해서 설립된 재단이 있습니다. 그 덕분에 안과 연구가 크게 발전했습니다.

기부 문화가 정착된 서구 자본주의의 긍정적인 측면인 것 같습니다. 격차 확대라는 부정적인 문제도 있는 반면, 격차로 인해 경제적으로 큰 여유를 가진 사람이 고액의 돈을 쏟아붓는 것이 계기가 되어 지금까지 좀처럼 관심을 가지지 않았던 질병에 초점이 맞춰지기도 합니다. 배우 마이클 J. 폭스가 자신이 걸린 파킨슨병의 치료법을 찾기 위해 파킨슨병 연구 재단을 만들었고, 낙마 사고를 당해 전신 마비가 된 영화 〈슈퍼맨〉의 주인공 크리스토퍼 리브가 척수 손상에 관련된 재단을 만든 것도 그 사례라고 할 수 있습니다.

눈이 보이지 않았던 사람이 유전자 치료로 볼 수 있게 된 것은 매우 큰 진일보라고 생각합니다. 물론 지금으로서는 보통 사람처럼 뚜렷하게 보이는 것은 아닙니다. 하지만 거의 실명 상태로 살아왔던 많은 사람들이 지팡이 없이도 걸을 수 있게 된다면, 환자에게는 더없이 큰 도움이 될 것입니다.

그 외에도 망막의 재생 의료에 관한 연구와 인공 망막에 관한 연구도 진행되고 있습니다. 가까운 미래에 더 많은 실명 환자가 새로운 과학 기술의 진보로 구원받을 날이 올 수 있을 것입니다. 저도 안과 연구자의 일원으로서 계속해서 노력해나갈 것입니다.

다래끼는 왜 생기는 걸까?

지금까지는 심각한 눈 질환에 대해서 알려드렸는데, 일반적으로 가장 친숙한 눈 질환이라고 하면 다래끼일 것입니다. 증상으로는 염증을 일으키며 눈꺼풀이 붓고 통증이 동반될 수도 있습니다. 의학 용어로 '맥립종'이라고 합니다.

눈 주위에는 평소 균이 많은 상태입니다. 눈뿐만 아니라 피부나 점막 등 외부와 접해 있는 몸의 모든 표면은 마이크로바이옴이라는 세균총으로 덮여 있습니다. 우리는 세균과 공존하고 있는 것입니다.

세균을 제로는 만들 수도 없고, 제로로 만드는 것이 좋은 것도 아닙니다. 장내 세균의 유익균인 비피더스균처럼 좋은 균도 많이 있습니다.

눈 주위에 있는 균도 좋은 균이 중심이지만 가끔 나쁜 균도 있습니다. 좋은 균은 나쁜 균이 늘어나는 것을 억제하며, 좋은 균과 나쁜 균의 비율은 나이나 건강 상태에 따라 변합니다.

몸이 건강할 때는 좋은 균이 우세합니다. 그런데 지나치게 피곤하거나 나이가 들거나 다른 전신 질환으로 인해 면역 상태가 떨어지면 좋은 균의 장벽을 깨고 병원성이 있는 나쁜 균들이 증식하게 됩니다. 그 외에도 청결하지 않은 손으로 눈을 만져 대량으로 나쁜 균이 들어가 버리면, 정상적인 면역 상태에서도 대처할 수 없는 경우도 있습니다.

나쁜 균에서는 염증을 촉진하는 물질이 나올 수 있습니다. 몸이 거기에 반응해서 혈류량이 증가해 부종이 생기거나 열이 나고 통증이 나타나기도 합니다.

따라서 **다래끼가 났을 때는 면역 균형이 깨졌을 가능성이 있습니다. 다시 유해균과 싸울 수 있도록 체력을 회복하고 눈 주위를 청결하게 유지하는 것이 중요합니다.** 거의 자연스럽게 낫지만, 항생제 안약을 점안하거나 절개 수술이 필요할 때도 있습니다.

다래끼 외에 자주 나타나는 증상은 눈꺼풀 속에 단단한 덩어리가 만져지는 것입니다. 콩다래끼(chalazion, 산립종)라는 것으로, 기름 성분이 눈꺼풀판과 주위 조직으로 침윤되어 생긴 염증입니다.

콩다래끼는 마이봄샘(눈물층의 기름 성분을 분비)의 배출구가 막혀 배출되지 않은 기름 분비물이 모여 육아종을 형성한 비감염성 질환입니다. 염증이 생기지만 아프지도 가렵지도 않습니다. 통증이 발생했다면 항생제로 치료합니다. 거부감이 있는 경우에는 수술로 제거할 수도 있지만, 6개월 정도 두면 작아지는 경우가 많으므로 우선은 상태를 살펴보길 권합니다.

눈에는 암이 거의 생기지 않는다

인간의 몸은 때때로 오류를 일으킬 수 있습니다. 어느 순간 갑자기 예상치 못한 일이 생기기도 합니다. 콩다래끼도 그렇습니다. 반드시 위생 상태 문제 때문인 것도 아닙니다.

팔에 긴 털이 딱 한 개만 난다거나 점이 생기는 것도 마찬가지입니다. 우연히 거기에 있는 세포에 어떤 변화가 일어난 것입니다. 오류는 몸의 곳곳에서 발생합니다. 오류는 끊임없이 복구되기도 하지만 그렇지 않은 경우가 있습니다. 그리고 나이가 들면 그 빈도가 높아집니다.

눈의 표면에 있는 결막이 살짝 염증을 일으켜서 눈이 붉어지거나, 결막 아래에 있는 모세혈관이 터지면서 출혈이 발생하여, 결막 아래층에 혈액이 고임에 따라 흰자위가 끈적끈적하고 빨갛게 보이는 '결막하출혈'이 생기는 것도 미세한 손상의 일종입니다. 결막하출혈은 처음에는 놀라는 사람이 많은데 안구 내에 특별한 일이 생긴 것은 아닙니다. 배의 피부가 빨갛게 되었다고 해서 위나 간이 손상을 입은 것이 아닌 것과 마찬가지입니다.

다만 흰자위(공막)에 염증이 심하고 통증을 동반한다면 드물게 공막염(Scleritis)이나 바이러스성 각막염, 결막염을 일으킬 가능성도 있습니다. 시력이 저하되거나 최악의 경우 각막이 돌이킬 수 없을 정도로 혼탁해져서 시력이 회복되지 않을 수도 있습니다. 걱정될 정도라면 신속하게 안과 진료를 받아야 합니다.

참고로 **눈 속에는 암이 거의 생기지 않습니다.** 예외적으로 악성 흑색종(malignant melanoma)이나 망막아세포종이라는 매우 희귀한 암에 걸릴 수도 있지만, 다른 장기에 비해 암 발생이 압도적으로 적은 부위입니다.

1년에 한 번은 안과 검진을

지금까지 다양한 질병을 소개했습니다.

눈 질환에서 가장 무서운 것은 실명에 이르는 것입니다. 실명에는 법적인 기준이 있는 실명과 깜깜해져서 전혀 혹은 거의 빛을 느끼지 못하는 의학적 실명이 있습니다. 많은 사람들이 상상하는 것은 후자라고 생각하지만, 사실 전자도 일상생활에 중대한 지장을 초래하는 심각한 상태입니다. 어쨌든 시각 기능이 크게 손상되면 중요한 일상생활을 해내기 어려워집니다.

이 외에도 각막이 혼탁해지는 질병이 원인이 되어 실명하는 일도 있습니다. 앞에 언급한 바이러스성 각막염도 실명의 위험이 있으며, 뒤에 설명하겠지만 알칼리성 물질이 눈에 들어가면 각막이 혼탁해져서 실명에 이르기도 합니다.

'천공성 안외상'처럼 뾰족한 것이 각막에 박혀 상처가 나서 보이지 않게 되는 경우도 있습니다. 각막 이식으로 치료 가능한 경우도 있지만, 기증자가 좀처럼 나타나지 않거나 거부 반응을 일으켜 수술이 잘 안되는 일도 있습니다. 또 매우 드문 경우이지만 후두엽의 뇌경색으로 시력을 상실하기도 합니다.

하지만 실명 원인의 대부분은 녹내장과 당뇨망막병증입니다. 둘 다 대부분 서서히 진행되며, 초기에는 자각 증상이 없습니다. 그래서 1년에 한 번은 안과에서 다각적인 검사를 받아보는 것이 좋습니다. 우리 회사는 현재 집에서 눈 건강을 모니터링하는 장치를 개발하고 있는데, 그런 장치가 완성되기 전까지는 안과에서 검사를 할 수밖에 없습니다.

평범하게 일상생활을 하고 있다면 1년에 한 번이면 충분합니다. 눈 질환을 조기에 발견할 뿐만 아니라 자신의 눈 상태를 시간의 흐름에 따라 파악한다는 점에서 정기검진의 의미가 있습니다. 작년과 올해의 결과를 비교하면 단지 나빠졌다는 정도만 알 수 있습니다. 하지만 몇 년 계속하다 보면 어느 정도 속도로 나빠지고 있는지 알 수 있습니다. 녹내장이나 백내장은 5년, 10년 단위로 진행되는 질병이므로 올해부터라도 꼭 정기검진을 시작해보기를 권합니다. 근시인 분들은 더욱 그렇습니다.

같은 병원, 같은 의사에게 진찰을 받는 것을 추천하지만, 그렇게 하지 않더라도 진료기록 카드의 검사 데이터를 공유하는 것이 좋습니다.

일본에서 신약이
탄생하기 어려워진 이유는?

고액의 신약, 아니면 치료 포기

나이 관련 황반변성 주사약이 등장한 것은 불과 10년 전입니다. 그때까지 약이 없었기 때문에 무척 반가운 소식이기는 했지만 결코 만만한 가격이 아닙니다. 그것을 정기적으로 맞아야 합니다. 평생 계속 맞는 사람도 있습니다. 정신적으로도 경제적으로도 큰 부담이 된다는 현실이 있습니다.

모든 약은 하나 개발하는 데 평균 2,000억~3,000억 엔이 듭니다. 따라서 해당하는 환자가 많지 않은 약일 경우, 1인당 부담액은 아무래도 커질 수밖에 없습니다.

이것은 하나의 딜레마입니다. **고액의 의료비를 지불해서라도 신약을 원할 것인가, 아니면 새로운 약은 너무 부담이 되므로 치료를 포기할 것인가. 사회나 개인이 어느 쪽을 선택할 것인가 하는 문제입니다.**

일본의 경우 의료 재정이 고갈될 것 같다는 현실적인 우려도 있습니다. 그런데 안과에 가면 별로 긴급하지 않은데도 매달 병원에 다니는 환자도 있습니다.

여러 가지 생각이 있겠지만, 병원에 가지 않아도 될 정도의 사람에게는 의료비의 자기 부담률을 높이자는 의견도 있습니다. 또 질병에 따라서는 증상이 안정된 환자가 병원에 가는 것을 연 몇 회로 제한하고, 실명으로 이어질 수 있는 질병에 대한 의약품의 본인 부담률을 낮추자는 사람도 있습니다. 일부 최첨단 치료는 보험으로 보장해주지 말고 사비로 충당해야 한다는 주장도 있습니다. **모두 한정된 돈을 어떻게 사용할 것인가 하는 문제입니다.**

줄어드는 일본계 기업의 연구개발비

의약품과 비용에 관해서 말하자면, 일본은 지금 대부분의 신약을 수입하고 있습니다. 말하자면 우리가 의약품에 지불한 돈이 해외로 유출되는 구도입니다.

20~30년 전까지는 일본에서도 비교적 많은 혁신적인 신약이 출시되었습니다. 그런데 지금은 매년 세계적으로 출시되는 신약 중 일본의 제약 회사에서 출시되는 비율이 상당히 줄어들고 있습니다.

수조 엔의 매출 규모를 자랑하는 초거대 제약기업과 비교하면, 비교적 소규모인 일본계 회사의 연구 개발 투자가 상대적으로 줄어들고 있기 때문입니다. **수십 년 후에나 인가받을지도 모르는 너무 시간이 오래 걸리는 개발은 더 이상 할 수 없는 것입니다.**

해외에서 이미 인가된 약을 일본에서 판매권을 얻어 판매한다는 것이 지금 일본의 수많은 제약 회사의 기본적인 입장입니다. 단기 인센티브나, 단기 이익만 추구하는 것은 아닌가 하는 생각도 있지만 현재 상황에서는 어쩔 수 없습니다.

고혈압이나 당뇨병, 이상지질혈증, 감염증 등 환자 수가 많은 질병에 대한 약이 거의 다 개발되어 있기 때문일 수도 있습니다. 암이나 치매 같은 더 어려운 영역은 개발 성공률이 낮아서, 결과적으로 투자 금액이 늘어나기 쉽습니다.

전 세계 신약 개발의 현실

사실 서구의 초거대 제약기업은 반드시 신약을 개발하는 것이 이득은 아닙니다. 이노베이션의 원천은 제휴사인 벤처기업입니다. 미국은 세계에서 신약이 가장 많이 허가되는 나라인데, 절반 이상의 신약은 벤처에서 개발했으며 그 비율은 해마다 증가 추세에 있습니다.

코로나19 백신도 벤처가 개발한 것을 초거대 제약기업이 도입해서 전 세계에 공급하고 있습니다. 초거대 제약기업은 풍부한 자금을 바탕으로, 말하자면 벤처에 투자하는 스폰서 역할을 하고 있습니다. 일본에는 벤처기업도 적고, 초거대 제약기업은 고사하고 거대 제약기업(mega pharma)도 거의 없습니다. 그래서 해외에서 신약을 구입해올 수밖에 없습니다.

전 세계 대부분의 나라가 의약품을 수입할 수밖에 없는 상황에 처해 있습니다. 코로나 백신의 경우에서도 알 수 있듯이 중국에서조차 자국 내 신약 개발이 잘되지 않고 있습니다.

그런 의미에서는 일본도 보통의 나라가 되어 버렸다고 할 수 있습니다. 한때라고는 해도, 신약을 만들 수 있는 최첨단 국가이기도 했으니 위안이 됩니다. 다만 더 이상 만들 수 없게 되었다는 것은 사실입니다. 이것은 유감스럽게도 의약품 분야에만 국한된 이야기가 아닐 수도 있습니다.

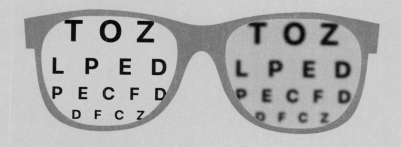

제 **5** 장

눈 건강에 관한
다양한 속설들

안약, 건강기능식품부터 안구 근육을 풀어 주는 약까지

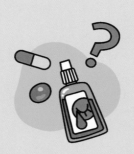

눈에 좋다는 건강기능식품은 효과가 있을까?

눈에 대해 다양한 정보가 난무하고 있습니다. 그중에는 의심스러운 것도 있고, 분명히 잘못된 것도 있으며, 다른 나라에서는 놀랄 만한 일도 있습니다. 지금부터는 평소에 자주 듣는 눈의 정보에 대해 제 나름의 관점에서 알려드리겠습니다.

우선 건강기능식품입니다. 일본에서는 눈 건강기능식품으로 블루베리와 루테인이 인기가 아주 좋은 것 같습니다. 이에 대해서는 먼저, 건강기능식품이 어떤 것인지 이해할 필요가 있습니다.

건강기능식품은 원래 음식에 포함된 영양소의 결핍을 보충하기 위해 만들어졌습니다. 예를 들어 원양 항해를 떠나 신선한 과일이나 채소를 먹을 수 없는 환경에서 오래 지내면 비타민C 결핍으로 인해 괴혈병에 걸립니다. 이런 사람들에게 비타민C 건강기능식품을 투여하면 증상이 극적으로 개선된다는 것을 알게 되었습니다.

하지만 이는 비타민C 결핍증이 있는 사람에게 효과가 있을 뿐 비타민C를 지나치게 많이 섭취한다고 해서 슈퍼맨이 되는 것은 아닙니다.

건강기능식품(dietary supplements), 즉 supplement는 보충한다(supply)라는 뜻입니다. **부족한 것이나 줄어든 것을 보충하는 것은 고사하고, 부족한 상태에서 더 섭취한다고 해서 좋은 효과가 나타나느냐 하면 그렇지 않습니다.**

일본에서도 특히 패전 직후에는 영양실조에 걸린 사람이 많이 있었습니다. 제가 미국 워싱턴대학에서 연구할 때 옆 연구실에 있던 폴란드 출신 교수로부터 "자네도 제2차 세계대전 후에 영양실조에 시달려 어간유(fish liver oil)를 섭취했었나?"라는 농담을 들은 적이 있습니다.

어간유란 비타민 A와 비타민 D, 오메가 지방산을 많이 함유한 물고기의 간장에서 뽑아낸 지방유를 말합니다. 제2차 세계대전 후에는 간유 드롭(liver oil drop) 등 많은 건강기능식품이 판매되어 영양실조 개선에 큰 의미가 있었습니다.

하지만 지금은 포식의 시대입니다. **상당한 편식을 하거나 어떤 이유로 영양소를 충분히 섭취할 수 없는 상태가 아니라면 건강기능식품에 의존하지 말고, 소량으로 다양한 종류의 균형 잡힌 건강한 식사를 하는 것이 눈에도 긍정적인 작용을 합니다.**

망막의 중심에는 루테인이라는 노란색 화학 물질이 쌓여 있는데 필터 역할을 합니다. 이것이 나이가 들면 줄어드는데, 그 근거가 나와 있습니다. 이 노란색 필터가 줄어들면 나이 관련 황반변성이 나타날 수 있다는 상관관계가 있습니다.

미국 국립보건원(NIH, National Institutes of Health)이 상당히 많은 환자를 대상으로 'AREDS2'라는 임상 시험을 시행한 결과, 루테인, 아스타잔틴(astaxanthin), 아연 등이 특정 비율로 들어간 처방된 건강기능식품이 나이 관련 황반변성의 중증화를 26% 정도 막아 준다는 것이 증명되었습니다. 이 건강기능식품은 효능을 명시해서 판매되고 있습니다.

'미국에서 근거가 나왔다면 일본에서도 대규모 임상 시험을 해서 판매하면 되지 않을까?'라고 생각할 수도 있습니다. 그런데 효과만 보여 주기 위한 시험을 하려면 막대한 비용이 듭니다.

의약품의 경우 임상 시험에 수십억 엔, 수백억 엔을 들여도 자금을 회수할 전망이 어느 정도 있습니다. 특허 기간에는 높은 약값으로 판매할 수 있기 때문입니다. 예전부터 "약값은 원가의 9배"라는 말이 있었습니다. 엄청난 폭리를 취한다는 뜻입니다. 하지만 특허로 보호되지 않는 건강기능식품의 경우에는 높은 가격에 판매할 수 없습니다.

결과적으로 뚜렷한 효능을 내세우지 않고 '눈이 침침한 상태를 풀어준다'라는 식의 미묘한 표현을 사용해서 판매하고, 또 그것을 구매하는 소비자가 있다는 것이 현실입니다.

앞서 AREDS2 시험에 참여한 환자의 97%는 백인이었습니다. 여러 가지 견해가 있겠지만, 이 결과를 일본인에게 그대로 적용하는 것이 반드시 옳지는 않다는 것이 제 견해입니다. 원래 일본인과 서구인은 나이 관련 황반변성의 병형(病型)에 차이가 있기 때문입니다.

또 건강기능식품으로 인해 건강 피해가 크게 발생하는 사례도 있으므로 반드시 신중하게 생각해야 합니다. 가능하면 혈액검사 등을 정기적으로 실시하여 이상이 없는지 확인하는 것도 중요합니다.

피로한 눈이 어깨 결림의 원인?

많은 사람들이 "눈이 피로하다"라고 자주 말합니다. 피로한 눈에 효과가 있다고 광고하는 건강기능식품도 많습니다. 눈이 피곤하다는 것은 아주 주관적입니다. 무엇을 피로한 눈이라고 하는지에 대해서는 개인차가 있습니다. 눈이 건조해서 피곤하다는 사람도 있고, 초점이 흐릿해서 보기 힘들어서 피곤하다는 사람도 있습니다.

제대로 보이지 않아서 피로를 느끼는 사람도 많은 것 같습니다. 앞서 설명했듯이 가까이서 보려고 하면 모양체근이 바짝 긴장하므로 눈에 힘이 들어갑니다. 눈에 힘이 들어갈 때 몸도 긴장하게 되고, 그것을 피로라고 느끼는 사람도 있을 것입니다. **'눈이 피로해서 어깨가 결린다'고 하는 사람이 있는데, 꼭 틀린 말이 아니라 실제로 그런 느낌이 나타날 수 있습니다.** 잘 보이지 않는데도 봐야 한다는 불편함과 우울함 때문에 뇌가 피로를 느끼기도 합니다.

낮보다 밤이 되면 사물을 보기 어려우므로 눈이 피곤해집니다. 밝을 때 축동(동공이 수축)하면 초점 심도(초점이 맞는 거리의 깊이)가 깊어집니다. 이것은 초점이 망막에 가까워져서 초점을 맞추기 쉬워진 상태를 말합니다. 반대로 어두워져 산동(동공이 확대)하면 초점 심도가 얕아지므로 잘 보이지 않게 됩니다.

우리는 보기 힘들어질 때 자연스럽게 눈을 가늘게 뜨는데, 이것은 초점 심도를 깊게 해서 초점을 맞추려고 하는 무의식적인 행위입니다. 다만 그렇게 하면 눈 주위의 근육이 계속 긴장된 상태가 되기 때문에 피로가 더 심해질 수 있습니다.

중요한 것은 무리하게 보려고 하지 않는 것입니다. 도수가 맞는 안경을 착용해서 잘 보이는 상태를 유지하면 더 잘 보려고 긴장하지 않아도 됩니다. 노안이라면 노안을 교정하고, 근시라면 근시를 교정하고, 원시라면 원시를 교정하고, 난시라면 난시를 교정해야 합니다. 그렇게 해야 피로한 눈을 예방할 수 있습니다.

참고로 "눈이 뻑뻑하다"라는 표현이 있는데, 이 느낌도 사람마다 다양합니다. 눈이 건조해서 뻑뻑하다고 느끼는 사람도 있고, 반대로 눈물이 너무 많아져서 뻑뻑하다고 느끼는 사람도 있습니다. 눈의 건조함이 자극이 되어 반사적 분비가 적은 눈물이 대량으로 나와 그것이 뻑뻑한 느낌으로 이어질 수 있습니다.

건조한 눈은 병일까?

'피곤한 눈'과 함께 일상적으로 듣는 말이 '건조한 눈'입니다. 스마트폰을 계속 보고 있거나 컴퓨터 작업에 집중하고 있다가 문득 정신을 차려보니 "눈이 건조해졌다"고 하는 사람이 있습니다.

눈 깜빡임은 정기적으로 해야 하지만, 어떤 일에 집중하거나 무언가

넋을 잃고 바라보거나 게임에 열중하는 바람에 눈 깜빡임을 잊어버리는 경우가 있습니다. 건조한 눈은 피로한 눈으로 이어집니다. 그리고 부정수소(不定愁訴), 즉 뚜렷하지 않지만 뭔가 이물감이 있고 불쾌한 감각이 눈에 나타나기도 합니다.

의식적으로 **눈을 깜빡이도록 주의해서 개선하면 아무런 문제가 없습니다.** 그런 다음 방의 습도를 높이고 공기를 건조하지 않게 해야 합니다. **컴퓨터 모니터를 볼 때는 살짝 아래로 내려다보게 설치하는 것도 좋습니다.** 모니터가 눈높이보다 높으면 안구의 노출이 커져 눈물의 증발이 많아지기 때문입니다.

한편 눈 질환 중 '안구 건조증'도 있습니다. 눈물 생성의 부족 또는 과도한 증발, 눈물막의 불안정성 증가로 인해 눈의 건조감, 이물감, 뻑뻑함 등의 증상이 나타나는 것을 말합니다. 눈물 분비 감소, 각막 표면을 부드럽고 촉촉하게 하는 데 중요한 역할을 하는 뮤신(mucin)의 감소 등 다양한 이유로 안구 건조증이 발생합니다.

눈이 쉽게 피로해지는 증상을 비롯해, 심해지면 콕콕 찌르는 통증이 나타나고 쉽게 감염될 수 있으며 강한 이물감이 생길 수 있습니다. 적절한 치료를 하지 않으면 시력 저하를 초래할 수 있습니다. 아주 심할 경우 눈이 바삭바삭하게 건조해지고 말라서 하얗게 되어 보이지 않게 됩니다.

예를 들어 구강 건조증(dry mouth)이라는 증상이 있습니다. 쇼그렌 증후군(Sjogren's syndrome)과 같은 질병으로 턱밑샘이나 혀밑샘의 기능이 장애를 일으켜 침 분비가 저하된 것입니다. 눈도 마찬가지로 눈물샘의 기능이 저하되면, 각막 표면에 있는 세포가 기능 부전을 일으켜 콜라겐 조직의 배열 구조가 흐트러져 결국 각막의 투명성을 잃게 됩니다.

스며드는 점안약은 괜찮을까?

눈 깜빡임이 늘어나거나 습도를 높여도 건조 상태가 해소되지 않으면 안과 의사를 찾아가는 편이 좋습니다. 드문 경우이긴 하지만 각막이 비가역적으로 탁해져서 실명하는 일도 있습니다. 또 자가면역질환인 교원병 같은 전신성 질환에 동반되어 눈물샘이 파괴되기도 합니다. 당뇨병도 마찬가지이지만 눈에 증상이 나타난다고 해서 눈 질환만 있는 것이 아닌 경우가 있습니다.

안구 건조증이 계속되는 사람은 점안약을 이용해서 치료해야 합니다. 이런 경우에 사용하는 인공 누액은 시판 안약과는 다른 것입니다.

안질환에는 '점안'이라는 접근법이 굉장히 효과적입니다. 안연고, 즉 바르는 약도 있는데 눈 속에 넣는 약에 거부감이 있는 사람도 많을 것입니다. 그런데 먹는 약으로 눈을 치료하려고 하면 상당히 힘이 듭니다. 먹는 순간 온몸의 체액으로 농도가 희석되어 버리기도 하고, 부작용 우려도 있습니다.

안약은 먹는 약의 수백 배의 농도로 눈에 투여할 수 있으므로 대량의 약을 먹는 것보다 한 방울로 끝낼 수 있어 효율적입니다. 다만 점안은 눈의 표면에만 효과가 있다는 문제가 있습니다. 나이 관련 황반변성 같은 망막의 질병은 눈 안쪽에 주사를 놓아야 합니다.

그런 의미에서 점안약에도 한계가 있는 셈이지만, **점안약으로 어떻게 망막이 있는 눈의 뒤쪽까지 스며들게 할 것인지에 대해 전 세계 연구자들이 경쟁적으로 연구하고 있습니다.** 물론 쉽지 않은 일입니다. 눈은 뇌의 일부이기 때문에 외부에 있는 오염 물질이 눈의 표면을 통해 침입하지 않도록 장벽이 있습니다. 억지로 스며들게 하는 것이 정말 괜찮은지에 대한 논의도 있습니다.

참고로 '안구 건조증용'이라고 이름을 붙인 시판 안약도 있지만, 쉽게 생각하고 눈에 넣는 것은 문제가 있습니다. 단지 건조한 눈인지, 질병인 안구 건조증인지 안과에서 일단 진찰을 받아서 시판약을 사용해도 괜찮다는 조언을 받은 후 사용해야 합니다.

눈을 따뜻하게 하는 게 효과가 있을까?

눈이 피로하거나 건조할 때 풀어주고 싶어서 눈을 따뜻하게 하는 경우가 있습니다. 증기가 나오는 온열 시트, 전자레인지로 데워서 사용하는 찜질팩, 전열식 제품 등이 있습니다.

눈을 따뜻하게 하는 것은 일리가 있는 방법입니다.

눈물은 수분 100%로 보이지만 표면에는 얇은 기름막이 쳐져 있어 증발을 막아 줍니다. 기름막은 눈꺼풀 끝에 있는 마이봄샘(Meibomian gland)에서 분비됩니다.

우리 몸의 표면이나 눈 주위에는 100조 개가 넘는 세균이 존재하며, 눈의 표면에도 세균이 있습니다. 나이가 들어서 저항력이 떨어지면 세균의 균형이 무너져 염증을 일으켜 기름이 잘 분비되지 않게 됩니다.

또 하나는 기름의 온도 문제입니다. 마이봄샘에서는 액체성 '기름'과 고체성 '기름'이 분비되는데, 건강한 경우 체온에 의해 모두 액체로 되어 있습니다. 그런데 염증이나 노화 등의 영향으로 융점이 굉장히 높아져서 고체성 기름이 마이봄샘의 입구를 빠져나가지 못해 입구가 막힐 수 있습니다. 세균으로 인한 염증이든 노화에 따른 막힘이든 기름막이 적어지면 눈물은 빨리 증발해 버립니다.

이럴 때 눈을 따뜻하게 해주면 **기름이 잘 녹아서 기름이 나오는 입구가 넓어집니다. 눈물의 증발 속도도 원래대로 돌아와 잘 마르지 않게 됩니다.** 따라서 '눈을 따뜻하게 하면 피로가 조금 풀리는 것 같다', '눈이 편안하다'라고 느끼게 됩니다.

고령이 되면 특히 눈 막힘 증상이 발생하기 쉬워, 눈꺼풀테염(안검연염, Marginal blepharitis)이나 마이봄샘 경색이 나타나기도 합니다. 그런 경우에도 따뜻하게 해주면 증상이 개선됩니다. 경우에 따라서는 눈꺼풀 가장자리에 있는 마이봄샘을 압박해서 잘 나오지 않는 기름 성분을 밀어내는 것도 효과적입니다.

젊고 건강한 사람은 일반적으로 마이봄샘이 제대로 작동하고 있기 때문에, 열심히 데울 필요가 없습니다. 얼굴이나 목뒤에 찜질 수건을 대면 혈류가 좋아져서 기분이 좋아지고 목욕을 하면 편안해지는 것과 마찬가지로 감각적으로 기분이 좋은 상태가 됩니다.

최근에는 IPL(Intense Pulsed Light, 고강도 펄스 광선)이라는 새로운 치료법이 화제입니다. 비교적 강한 빛을 쬐어서 마이봄샘 주위에 있는 염증으로 인해 확장된 모세혈관을 제거해서 염증을 억제하는 효과가 있는 것으로 알려져 있습니다. 예전에 빨간 램프 앞에 앉아 눈꺼풀을 따뜻하게 하는 온열 요법이 있었는데, IPL이 그 진화된 버전이라고 할 수 있습니다.

안약 효과 대부분은 감각적인 것에 불과하다

약국에는 피로한 눈용, 건조한 눈용, 꽃가루용, 컴퓨터용 등 온갖 종류의 안약이 판매되고 있습니다. 최근에는 기념품으로 즐겨 찾는 외국인 여행자도 많은 것 같습니다. 안약을 넣으면 청량감이 있어서 눈이 시원해지니까 인기가 좋다고 합니다.

이것은 샤워를 하면 기분이 좋아지는 것과 다르지 않습니다. 박하사탕을 먹으면 입이 개운해지는 것과 마찬가지입니다. 충치가 낫는다든가 기능적으로 무언가가 개선되지는 않습니다. 단지 좋아진 것 같다고 느낄 뿐입니다.

뒤에 설명하겠지만, **눈에 가장 좋은 것은 안약이 아니라 자신의 눈물입니다.** 눈물에는 단백질만 해도 약 1,500가지 들어 있고, 그 외에도 지질, 뮤신, 호르몬, 전해질 등 여러 가지 중요한 성분이 들어 있습니다. 안약을 넣어 이런 성분이 희석된다면 본말이 전도되는 것으로 생각합니다.

좋은 비유인지는 모르겠지만, 예를 들어 응급 현장에서 환자가 대량 출혈을 일으켜 혈액이 급속하게 줄어들고 있다고 합시다. 주위에 수혈을 받을 곳은 없고, 이대로 두면 혈관이 막혀서 쇼크로 죽을 수도 있습니다. 이럴 경우 생리 식염수라도 좋으니 링거를 맞아 보자는 뜻입니다. 하지만 본래의 혈액이 아니기 때문에 다양한 혈액 성분을 보충하기 위해 가능한 한 빨리 본래의 혈액을 보충할 필요가 있습니다.

눈물도 마찬가지입니다. 특별한 질병이 없는 한, 자기 몸이 생리적으로 내보내는 것이 자신의 몸에 가장 잘 맞는 것입니다.

그런데 안약을 넣는 것이 습관이 되어 있는 사람도 많을 것입니다. 습관이라는 것은 몸에 익으면 헤어나기 어렵습니다. 안약을 넣지 않으면 왠지 신경이 쓰여서 계속 넣고 있는 사람도 많을 것입니다. 본인이 편안하다고 느낀다면 무조건 나쁘다고 할 수는 없습니다. 다만 많은 사람들이 감정적인 효과, 말하자면 플라세보 효과에 불과하다는 것을 알아 둘 필요가 있습니다.

안약 중에는 충혈을 제거하는 '혈관 수축제'가 들어 있는 것이 있습니다. **이런 안약을 넣으면 흰자위가 금방 하얗게 되지만 염증이 근본적으로 치료되는 것은 아닙니다.**

안구 세정을 하는 게 좋을까?

일본에서는 눈을 씻기 위한 액체나 컵 용기도 많은 종류가 판매되고 있습니다. 꽃가루 알레르기로 가려움증이 심해서 '눈을 꺼내 씻고 싶다!'는 사람에게 인기가 있을지 모르지만, **안과 의사들도 '저는 정기적으로 안구 세정을 합니다'라는 이야기를 들어 본 적이 없습니다.** 환자에게 권하고 있다는 말도 들어 본 적이 없습니다.

눈의 표면에는 자신의 눈물이 있어서 좋은 상태로 유지되고 있습니다. 세균이 상당히 들어 있거나 이물질 같은 것이 눈에 들어가거나, 아니면 수술 전에 눈 주위를 특별히 청결하게 할 때는 안구 세정을 하지만 평소에도 계속해서 해야 하는 것은 아닙니다.

손에 진흙이나 세균이 묻으면 씻는 것이 좋지만 너무 많이 씻으면 거칠어집니다. 표면의 기름기가 없어져서 피부가 너무 건조해지기 때문이죠. 양치질도 마찬가지입니다. 입안에는 다양한 효소와 항균 물질이 분비되고 있습니다. 외부의 적을 물리치기 위한 물질입니다. 밖에서 귀가

한 직후를 포함해서 하루에 몇 번 정도는 몰라도, 양치질을 너무 자주 반복해서 입안을 씻어 내는 것은 별로 좋지 않습니다. 일부 연구에서는 소금물로 양치질을 하면 점막의 보호 기능을 높인다고도 하지만, 한편으로는 효과를 볼 수 없다는 보고도 있습니다.

참고로 가글을 비롯한 세척 방법 중에서도 코 세척이 신종 코로나바이러스 감염증의 증상 악화를 억제한다는 증거가 있습니다. 코점막을 씻어 주면 점액을 통해 밖으로 빠져나가는 바이러스의 양이 줄어들어 주변 사람들에게 전염될 위험이 낮아집니다.

이것은 코로나처럼 상기도 감염증을 유발하는 바이러스가 목구멍과 더불어 콧속 점막에서 재생되기 때문입니다. 가족 내 감염을 막기 위해서도, 본인의 증상을 경감하기 위해서도 의미가 있습니다.

안구 세척에는 코 세척과 같은 효과가 확인되지 않았습니다. 다만 씻는 것이 부정적이라는 대규모 임상 시험 결과도 없기 때문에 안과 의사들도 굳이 "안구는 씻지 않는 것이 좋다"고 강조하지 않는 것입니다.

돋보기나 확대경은 쓰는 게 좋을까?

안약이나 눈을 따뜻하게 하는 제품을 비롯해, 일본에도 다양한 유형의 돋보기와 안경식 확대경이 판매되고 있습니다. 최근에는 일본의 100엔 숍에서도 구할 수 있습니다.

노안이 되면 가까이 있는 물체를 보려고 해도 수정체를 조절하는 근육의 탄력이 떨어져 수정체가 두꺼워지지 않으므로, 초점이 맞지 않아 흐릿하게 보입니다. 그 대신 두꺼운 렌즈를 눈앞에 넣고 초점을 망막에 맞추는 것이 돋보기입니다. 한편 안경식 확대경은 보고 싶은 것을 확대할 때 사용합니다. **차이점은 돋보기는 선명하게 보이고 안경식 확대경은 크게 보인다는 것입니다.**

잘 보이지 않는 상태가 계속되면 눈이 피곤해지므로 돋보기든 확대경이든 자신의 눈 상태에 맞게 사용하는 것이 좋습니다. 돋보기 위에 안경식 확대경을 쓰는 사람도 있는데, 차라리 돋보기의 도수를 높여서 사물을 가까이서 보는 편이 잘 보입니다.

가격이 비싸든 싸든 보이는 정도는 차이가 거의 없습니다. 근시나 난시가 있다면 제대로 검사를 받아서 도수가 맞는 것을 제작하는 것이 좋습니다.

다만 안경을 쓴다고 해서 노안이 진행되지 않는 것은 아닙니다. 뒤에 설명하겠지만, 어린이 근시의 경우에는 도수가 딱 맞는 안경을 쓰면 약한 안경을 쓰는 것보다 근시가 느리게 진행됩니다. 하지만 어른이 되어 눈의 도수가 굳어 버리면 안경을 썼는지 쓰지 않았는지에 따라 증상의 진행 속도가 느려지거나 가속되지는 않습니다.

노안이 진행되면 돋보기의 도수를 높여 갈 수밖에 없습니다. 다만 정상적인 시력을 가진 사람이라면 더는 진행되지 않는다는 한계는 있습니다. 최근에는 LCD 기술을 사용해서 보는 거리가 달라졌을 때 전자적으로 조절할 수 있는 돋보기도 등장했습니다.

눈 마사지, 안구 근육 풀기가 효과적일까?

일본에서는 최근 '눈 근육 마사지'나 '눈 주변 근육 풀어 주기'가 유행하는 것 같습니다. 이런 것도 다른 나라에서는 들어 본 적이 없습니다.

몸의 근육을 풀면 기분이 좋아지기 마련입니다. 근육은 혈류가 끊어져 있거나 경직되어 굳어 있을 때는 압박하거나 자극하면 풀립니다. 이것이 근육 마사지의 효과입니다.

마사지는 훈련 후의 회복 시간을 단축하기도 합니다. 혈액순환을 촉진하고 젖산 같은 노폐물이 빨리 배출된다는 이론으로, 실제로 그 근거가 나와 있습니다.

하지만 안구 마사지에 대해서는 근거가 있는지 알 수 없습니다. '눈을 누르면 기분이 좋다'고 말하는 사람이 있지만 뇌가 그렇게 느낄 뿐이지 무슨 근거가 있는 것은 아닙니다. **오히려 불필요하게 힘을 가하는 것은 눈 건강에 좋지 않은 행동입니다.**

안구를 압박하면 일시적으로 안압이 상승합니다. 심장 박동수가 감소하는 안구 심장 반사(oculocardiacreflex)를 일으킬 수 있기 때문에 전혀 추천할 행동이 아닙니다. 예외적으로 녹내장 수술 후나 망막의 동맥이 폐쇄됐다면 효과가 있지만, 이런 경우에 의사가 시행하는 것 이외에는 기본적으로 스스로 안구를 누르거나 주무르지 않는 것이 좋습니다. 그런 행동을 반복해서 만일 안압에 큰 변동이 일어나거나 망막 박리가 일어난다면 문제가 될 수 있습니다.

눈 주위의 근육을 주무르는 것도 어깨를 주무르면 기분이 좋아지는 것과 같습니다. 만약 기분이 좋다면 "하세요"라고 말할 수는 있어도, 혈류 개선의 효과는 있겠지만 질병을 치료하는 효과는 없습니다. 안구 근육을 풀어주는 안경이 있다고도 하는데 다른 나라에서는 들어 본 적이 없고, 학술 논문에서 눈 주위 마사지의 의학적 효과를 연구했다는 것도 본 적이 없습니다.

꼭 해야 한다면 주무르거나 풀거나 할 것이 아니라 눈 주위를 부드럽게 압박하는 정도로만 해야 합니다. 이런 경우 일반적인 마사지와 마찬가지로 혈류 개선, 긴장 완화 및 심신 안정 효과가 있는 경우도 있습니다.

동양 의학의 혈자리에 대해서도 질문을 받는 경우가 있는데, 정말 근거가 있는지 전혀 알 수 없습니다. 서양 의학에는 없는 개념이기 때문에 해부학적으로 혈자리라는 것에 뭔가 의미 있는 연결고리가 있는지 알 수 없습니다. 현시점에서 과학적인 수준으로 설명하기는 어려울 것 같습니다. 그렇다고 해도 혈자리에는 오랜 역사가 있어 생각지도 못했던 효과가 나타났다는 것도 부정할 수는 없습니다.

눈 근육 단련, 의미가 없다

눈 근육에 대해서는 "안구 근육을 단련하면 노안을 방지할 수 있다"라는 말도 자주 듣습니다. **이 말은 전혀 합리성이 없습니다.**

사람의 눈은 수정체를 둘러싼 모양체근을 긴장시키거나 느슨하게 해서 수정체의 두께를 바꿈으로써 초점을 조절합니다. 수정체가 두꺼워지면 굴절률이 올라가 근거리에서 초점을 맞추고 망막 위에서 초점이 맺어진다는 것도 이미 설명했습니다. 멀리 있는 것을 볼 때는 반대로, 모양체근이 느슨해지고 수정체는 얇아집니다.

이렇게 말하면 '그러면, 역시 모양체근의 힘이 중요한 거 같은데?'라고 생각할 수도 있지만 애초에 수정체 자체에 복원력이 없으면 의미가 없습니다. 노안은 수정체가 딱딱해지고 탄력이 떨어지는 것, 말하자면 복원력이 저하되는 것입니다. **모양체근을 아무리 수축시켜도 수정체의 형태가 잘 변하지 않는 것이 문제입니다.** 그래서 모양체근을 '단련해도' 소용이 없습니다.

더 구체적으로 말하면, 모양체근은 모양체 소대(진소대, zonule of Zinn)라는 가는 실(섬유)을 통해 수정체와 연결되어 있습니다. 조금 복잡한 설명이지만, 멀리 볼 때는 모양체근이 느슨해지고 모양체 소대가 밖으로 당겨지며 수정체도 당겨져서 납작해집니다. 가까운 곳을 볼 때는 모양체근이 긴장해서 수축하기 때문에 모양체 소대는 늘어지고 수정체는

표 5-1　　눈 근육을 단련하는 것은 의미가 없다

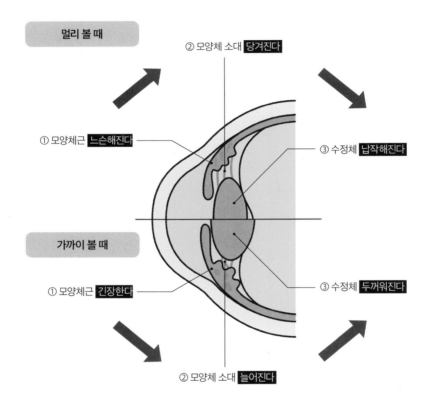

멀리 볼 때

② 모양체 소대 당겨진다

① 모양체근 느슨해진다

③ 수정체 납작해진다

가까이 볼 때

① 모양체근 긴장한다

③ 수정체 두꺼워진다

② 모양체 소대 늘어진다

노안이 되면 모양체근을 긴장시켜도 수정체가 두꺼워지지 않는다

복원력으로 두꺼워집니다(《표 5-1》).

실은 당길 때는 힘을 가할 수 있지만 느슨해진 실로는 무언가를 누를 수는 없습니다. 예를 들어 노안이 있는 사람이 모양체근을 단련해서 강하게 긴장시켰다고 해도, 가까운 것을 볼 때는 중요한 실(모양체 소대)이 느슨해져 있습니다. 이런 점에서도 모양체근을 단련하는 의미는 전혀 없습니다.

노안을 방지하는 눈 체조라는 것도 본 적이 있습니다. 안타깝지만 과학적인 근거는 전혀 없습니다. 성인의 시력을 회복시키는 방법이라는 말도 있지만, 그런 내용을 증명하는 학술 논문은 본 적이 없습니다.

이런 내용들과는 별개로, 진정한 의미에서 노안을 치료하기 위한 연구는 계속되고 있습니다. 동공을 작게 함으로써 초점 심도를 깊게 해서 가까이 있는 것을 쉽게 볼 수 있게 하는 안약, 원근 양용 렌즈로 교체 수술하는 방법 등 대증 요법이 연구되고 있습니다.

블루라이트 차단 안경은 쓰는 게 좋을까?

그 외에도 '블루라이트 차단 안경(blue light cut glasses)'이 있습니다. 스마트폰이나 컴퓨터를 볼 때 쓰면 좋다고 한동안 큰 인기를 끌었습니다. 하지만 '이 안경을 쓰는 것이 좋다'고 말할 수 있는 의학적 근거는 별로 없습니다.

청색은 녹색이나 적색에 비하면 파장이 짧고 에너지 레벨이 높기 때문에, 비교하면 몸에 나쁘다고 할 수 있습니다. 다만 자연계에는 파장이 더 짧고 에너지 레벨이 더 높은 빛이 있습니다. 스펙트럼에서 보라색의 바깥쪽에 있는 자외선(紫外線)입니다. 우리의 눈은 매일 자외선을 받고 있는데, 왜 블루라이트가 문제가 되는 걸까요?

물론 직시할 수 없는 강한 블루라이트(청색광) 몇만 럭스를 오랜 시간 동안 쬐었다면 망막이 손상되어 실명할 확률이 높아집니다. 이는 동물실험으로 잘 알려져 있습니다.

하지만 인간이 평범하게 살아가면서 평생에 걸쳐 쬐는 블루라이트의 양이 뭔가 특별하게 망막에 나쁜 영향을 준다는 증거는 없습니다. 애초에 스마트폰이나 컴퓨터 모니터에서 눈을 다치게 할 만한 양의 빛은 전혀 나오지 않습니다. 정확히 안전 기준에 맞게 만들어 졌기 때문입니다. 한여름 태양 아래에 있는 편이 훨씬 강한 블루라이트를 받게 되지만 실명할 정도는 아닙니다.

방사능은 일반적으로 위험하다고 하지만, 인간은 자연 방사선을 매일 쬐고 있습니다. 결국은 '쬐는 양'의 문제입니다. 조리할 때 넣으면 맛있는 간장도 대량으로 마시면 죽는 것과 비슷합니다.

미국 안과학회에서는 블루라이트를 차단하는 안경에는 충분한 증거가 없다고 하여 권장하지 않습니다. 그래도 블루라이트 차단 안경을 쓰면 눈에 들어오는 빛의 양은 줄어듭니다. 우리는 눈에 강한 빛이 들어오면 감각적으로 눈이 부시거나 피곤하다고 느끼기 때문에, 단순히 광량을 줄인다는 의미에서는 눈이 편안할 수 있습니다. 그런 점은 거짓말은 아닙니다.

하지만 그것은 블루라이트만 차단하는 것이 아니라 그린라이트나 그레이라이트 차단이라도 마찬가지입니다. 연한 색 선글라스라도 상관없습니다. 선글라스는 빛의 다양한 파장을 줄여 줍니다. 또 컴퓨터 모니터를 조절해도 광량을 줄일 수 있습니다.

앞에서도 잠시 언급했듯이 밤에 잠들기 전에 블루라이트를 너무 많이 쬐면 수면을 촉진하는 호르몬인 멜라토닌 분비가 억제되어 잠들지 못하는 경우가 있습니다. 그래서 잠들기 전에 블루라이트 차단 안경을 사용하는 것은 의미가 있습니다. 또 최근 스마트폰에는 블루라이트를 줄이는 '나이트 모드'라는 기능이 있습니다.

안경을 만들 때 "블루라이트 차단 렌즈로 하시겠습니까?"라는 질문을 받는 경우가 있는데, 렌즈에 색을 가볍게 넣어 조금 보기 좋게 만드는 정도에 불과합니다. '녹색이 눈에 좋다'는 말을 듣고 녹색 옷을 사는 것과 같습니다. 녹색 옷을 입었다고 해서 눈이 좋아지는 건 아니지만, 어쨌든 믿는 건 자유입니다.

그런데도 현대인의 눈이 쉽게 피로해진다는 것과 액정 화면에서 방출되는 왠지 위험하다고 느껴지는 블루라이트, 이 두 가지가 결합한 스토리가 사람들의 마음을 사로잡았습니다. 그런 의미에서는 훌륭하고 천재적인 마케팅의 성과라고 생각합니다. 소비가 살아나고 경제가 돌아간다는 의미에서는 다행이라고도 할 수 있습니다.

다만 아이들에 대해서는 별개의 문제로 생각해야 합니다. 과거에는 발달기의 초등학생에게도 좋다고 생각해 일상적으로 블루라이트 차단 안경을 쓰게 하려는 움직임이 있었는데, 이에 대해 안과 의사가 '말도 안 된다'는 의견서를 낸 적이 있습니다.

왜냐하면 **특히 어린이에게는 모든 파장의 빛을 방출하는 태양을 통해 자연광을 일정 시간 쬐는 것이 중요하다는 가설이 있기 때문입니다.**

컬러 콘택트렌즈와
속눈썹 연장은 문제가 없을까?

컬러 콘택트렌즈는 어디까지나 패션 제품

눈동자의 색을 바꿀 수 있고, 눈동자가 커진 것처럼 보인다고 해서 컬러 콘택트 렌즈가 젊은 사람들에게 인기입니다. 도수가 있는 것과 없는 것이 있습니다.

컬러 콘택트렌즈가 등장했을 당시 안과 의사들은 거세게 반대했습니다. 컬러 콘택트렌즈에 붙어 있는 색소가 정말 안전한지, 렌즈가 불량한 소재로 만들어지지 않았는지, 색소가 눈 속에서 벗겨지지 않는지 등 여러 가지 논의가 있었습니다.

당시에는 병행 수입된 저렴한 외국산 컬러 콘택트렌즈에서 특히 문제가 발생했습니다. 렌즈의 커브가 견고하지 않다거나, 가장자리 마무리나 소재에 문제가 있어서 눈의 표면이 손상되는 경우가 있었습니다. 실제로 아파서 도저히 끼고 있을 수 없는 제품도 있었습니다.

지금은 안전성 시험 검사를 통해 높은 품질의 제품을 일반적으로 구입할 수 있게 되었습니다. 그래도 되도록 착용하지 않는 것이 좋다고 생각하는 안과 의사는 저를 포함해서 많을 것입니다. **패션 제품을 섬세한 눈에 넣는다는 것에 거부감을 느끼기 때문입니다.**

눈 속에 이물질을 넣으면 눈물의 교환이 잘되지 않고 각막에 도달하는 산소가 차단되기 때문에 가능하면 피하는 것이 좋습니다. 물론 평생 문제없이 사용하는 사람이 있는 것도 사실이므로 안과 의사에게 눈 상태를 검사받으면서 사용하고, 눈의 표면에 이상 증상이 생기면 즉시 중지하는 것이 좋습니다.

컬러 콘택트렌즈와 함께 인기 있는 것이 속눈썹 연장입니다.

눈을 둘러싸고 있는 속눈썹은 눈 주위로 먼지가 들어오는 것을 막는 역할을 하는데, 속눈썹의 길이가 외형을 많이 달라 보이게 하는 것도 사실입니다. 최근에는 화장을 시작하는 연령대가 낮아지고 있어 일찍부터 마스카라를 시작하고, 그에 따른 문제점도 드러나고 있습니다.

특히 속눈썹 연장은 글루(접착제) 등을 사용해서 털을 붙입니다. **글루가 눈에 들어가면 당연히 위험합니다.** 걱정되는 점은 전문적인 지식을 제대로 가지지 않은 사람도 시술하고 있다는 점입니다.

예를 들어 미국에서는 치아를 치료할 때 환자에게 100% 안전 고글을 착용하게 합니다. 만일 치료 기구가 낙하했을 때 눈을 손상하지 않도록 하기 위해서입니다. 하지만 일본에서 치과 치료를 받을 때 고글을 쓰는 클리닉이 얼마나 있을까요?

그런 의미에서 속눈썹 연장은 눈 가장자리에 아슬아슬하게 시술하는 것이기 때문에, 위험 관리를 제대로 하는 살롱을 선택해야 합니다.

알칼리성 세제가 눈에 들어가면 실명할까?

속눈썹 연장의 글루(접착제)처럼 눈을 위험에 노출하는 이물질은 일상에도 숨어 있습니다. 바로 알칼리 세제입니다. **표백제 같은 알칼리성 세제가 눈에 들어가면 각막이 탁해져서 실명에 이르기도 합니다.** 이것은 알칼리가 단백질 변성을 일으키기 때문입니다.

세제뿐만이 아닙니다. 예를 들어 시멘트를 취급할 때는 충분한 주의가 필요합니다. 시멘트는 강알칼리입니다. 갑자기 날아와서 눈에 들어오거나 하면 즉시 흐르는 물로 많이 씻어야 합니다. 산업의학 관점에서 시멘트는 보호안경을 쓰고 취급해야 하는 물질로 되어 있습니다. 공사 현장에서 헬멧을 쓰는 것이 당연한 것과 마찬가지입니다. 최근에는 집에서 DIY로 시멘트를 사용하는 사람도 증가하고 있는데, 조심해야 합니다.

만일 표백제 같은 것이 눈에 들어오면 즉시 물로 계속 씻어 내야 합니다. 먼저 재빨리 희석하는 것이 중요합니다. 그런 다름 안과 의사에게 진찰을 받으세요. 아마 세척을 더 해야 할 것입니다. 그 외에 제거할 방법은 없습니다.

알칼리성 물질과 산성 물질을 섞으면 위험하다는 인식은 많이 알려져 있지만, 각각의 단품으로도 위험하다는 것은 의외로 잘 모르는 경우가 많은 것 같습니다. 산성 물질도 화상을 입을 수 있는데, 황산의 경우 눈에 들어가면 실명을 일으킬 위험이 있지만 표면에만 머물러 있어 비교적 경증으로 끝나는 경우가 많습니다. 이에 비해 알칼리성 액체는 지용성이 높고 쉽게 세포막을 투과하기 때문에 깊이 침투하므로 위험합니다.

이처럼 눈에 위험한 것이 바로 우리 가까이에 있으므로 아이들이 만지거나 하지 않도록 잘 관리하는 것이 중요합니다.

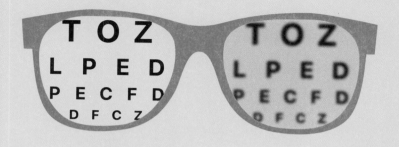

제 **6** 장

정말로 눈에 좋은
선택이란

콘택트렌즈, ICL은 괜찮을까?

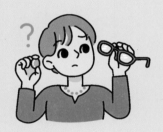

안경과 콘택트렌즈, 어느 것이 좋을까?

지금부터는 눈에 관해 우리가 무심코 하는 선택이 어떤 의미를 가지는지를 알려드리겠습니다.

예를 들어 시력을 교정하기 위해서는 안경이나 콘택트렌즈를 선택하게 되는데, "어느 쪽이 좋은가요?"라는 질문을 받는 경우가 있습니다. 이것은 어떤 점에 대하여 좋다고 하는지에 따라 다릅니다.

사물이 일그러져 잘 보이지 않는 상태이므로, 사물이 잘 보이는 광학 특성에 중점을 둔다면 콘택트렌즈가 시력의 품질(Quality of Vision)이 더 좋습니다. 눈이 움직일 때 모든 방향으로 렌즈가 함께 움직이므로 일그러져 보이지 않습니다.

다만 눈 속에, 정확하게는 눈물 속에 이물질을 넣은 상태이므로 아무래도 산소가 들어가기 어렵고, 눈 깜빡거림에 의해 눈물이 섞이게 되는데 그 효율성도 떨어집니다.

예전에 비하면 콘택트렌즈의 소재는 상당히 좋아졌습니다. 산소 투과율이 상승했고 함수율도 높아졌으며 커브 등의 디자인 품질도 좋아졌습니다. 다만 아무래도 이물질을 하루 8시간에서 10시간 넣어 두어야 하므로, 콘택트렌즈를 하지 않은 눈에 비하면 눈물의 효과가 발휘되기 어려워집니다. 사람에 따라서는 안구 건조증이나, 알레르기성 결막염 등에 걸리기 쉽습니다.

몸의 일부로서 사람의 눈에 좋은 것은 말할 것도 없이 안경입니다. 눈에 아무것도 넣지 않았으므로 안전성이 높습니다.

저는 콘택트렌즈를 착용하고 있습니다. 제가 즐기는 테니스를 비롯한 스포츠를 하기 쉽다는 이유만으로 대학생 때부터 착용하기 시작했습니다. 특별히 큰 불편함이 없어 계속 사용하고 있습니다. 콘택트렌즈를 사용하든 근시 교정 수술을 받든 모든 것에는 긍정적인 면과 부정적인 면이 있습니다. 그런 점을 충분히 이해한 뒤에 후회 없는 선택을 하는 것이 중요합니다.

제가 안경을 쓸 수 없는 큰 이유가 하나 더 있습니다. 왼쪽 눈과 오른쪽 눈의 도수가 많이 다르기 때문입니다. 흔히 짝눈, 전문 용어로는 '부동시'라고 합니다.

근시 안경에 사용하는 오목 렌즈는 사물이 축소되어 보입니다. 도수가 높을수록 작게 보입니다. 볼록 렌즈 돋보기로 사물이 크게 보이는 것과 반대입니다. 안경을 쓰면 오목 렌즈의 위치는 수정체에서 1cm 이상 떨어져 있기 때문에 빛이 눈에 닿는 사이에 상이 축소됩니다.

일반적으로는 거의 신경 쓸 필요가 없지만 저처럼 도수의 좌우 차이가 크면 망막에 비치는 상의 크기도 좌우가 상당히 다릅니다. 그러면 뇌에서 오른쪽 눈으로 본 것과 왼쪽 눈으로 본 것을 융합시키는 양안 융합(binocular fusion)이 어려워져서 기분이 나빠집니다. 이에 반해 콘택트렌즈는 눈에 직접 렌즈를 올리기 때문에 상의 축소는 최소화됩니다.

또 **어린아이들에게는 원래 안경이 더 좋습니다.** 만일 콘택트렌즈로 눈에 장애가 생기면 발견이 늦어지기 쉬우므로, 어른보다 더 오랜 기간 장애 상태로 살아가야 합니다. 아이들은 눈 상태가 이상하다고 느껴도 주변 사람들에게 제대로 설명하지 못합니다. 따라서 아이들에게 콘택트렌즈를 착용하게 하는 것은 어려운 일입니다.

콘택트렌즈는 무엇보다 청결이 중요하다

콘택트렌즈의 역사는 오랫동안 이어져 왔습니다. 눈의 굴절률을 바꾼다는 개념은 레오나르도 다 빈치가 물속에서 눈의 굴절률이 변하는 것을 발견한 때로 거슬러 올라갑니다. 그 후 유리를 깎아서 눈의 표면에 갖다 대면서 개발이 시작되었습니다. 당시 사람들은 안경을 작게 만들어서 직접 눈에 대면 보이지 않을까 생각한 것입니다.

탐구심이 왕성한 안경 렌즈 장인이 작은 렌즈를 직접 만들고 연마해서 만들었다고 합니다. 처음에는 아파서 도저히 끼고 있을 수 없었지만, 얼마 되지 않아 '의외로 익숙해지네'라고 느끼게 됩니다.

하나하나 유리를 깎아내던 렌즈도 드디어 플라스틱으로 대체되었습니다. 먼저 딱딱한 하드 콘택트렌즈, 이어서 소프트 콘택트렌즈가 나왔습니다. 난시가 아주 심한 사람 중에는 하드 콘택트렌즈가 아니면 시력을 교정할 수 없는 사람도 있습니다. 난시인 눈은 표면의 커브가 고르지 못하여 눈으로 들어온 빛이 한 점에서 초점을 맺지 못하는 것이 문제인데, 부드러운 소프트 콘택트렌즈는 그 고르지 못한 표면을 따라가기 때문입니다. 그런데 **하드 콘택트렌즈 같은 딱딱한 것으로 눈물을 덮으면 초점을 맞추기 쉬워집니다.** 현재는 소프트 콘택트렌즈로도 렌즈의 두께를 부분적으로 바꿔서 심한 난시에 대응할 수 있게 되었습니다.

지금의 주류는 소프트 콘택트렌즈입니다. 소프트 콘택트렌즈는 재료가 진화되면서 점점 부드럽고 얇아져서 사용하기 편리해졌습니다. 생산량이 늘어나고 가격도 저렴해졌습니다. 지금은 1일 1회용 콘택트렌즈도 나와 있고, 평생 계속 사용해도 대부분의 사람에게는 문제가 없습니다.

중요한 것은 안구 건조증이나 결막염을 방지하기 위해서는 착용 시간을 최대한 짧게 하고 매일 일정한 시간을 사용하며, 청결 상태를 유지해야 합니다. 특히 1일 1회용이 아닌 유형의 경우에는 렌즈에 단백질이 침착되면 그로 인해 알레르기 반응이 일어나기 때문에 주의해야 합니다. 눈에 들어간 삼나무 꽃가루가 콘택트렌즈에 달라붙어 그것이 계속 눈에 접촉하여 알레르기를 악화시키는 일도 있습니다. 이것은 눈에 상당한 부담이 되므로, 렌즈를 전용 세정액으로 잘 문질러 씻는 것이 중요합니다.

눈 관리의 무서움은 오늘, 내일 몇 번쯤 눈에 나쁜 짓을 해도 별 영향이 없다는 것입니다. 1일 1회용 렌즈를 매일 교환하지 않고 이틀에 한 번, 사흘에 한 번씩 교체하면 단기적으로는 문제가 없는 것처럼 보입니다.

하지만 10년, 20년 그런 식으로 계속하면 심각한 타격(Body blow)이

나타납니다. 알레르기성 결막염이 되거나 다른 각막 장애가 발생할 수도 있습니다. 새로운 렌즈, 깨끗한 렌즈를 사용하는 것은 눈 건강을 유지하는 데 상당히 중요합니다.

아이들의 안경 도수는 높게 하면 안 된다

반면에 안경은 도수에 맞는 것을 쓰고 잘 닦아서 먼지가 묻어 있지 않은 상태를 유지하는 것이 중요합니다.

예전에는 도수가 높은 안경을 쓰면 눈이 더 나빠진다고 생각했던 시절이 있었습니다. 안경을 써서 시력 1.2나 1.5 정도로 교정하면 "잘 보이는 것에 익숙해져서 도수가 더 높아지지 않을까", "너무 잘 보여서 오히려 근시가 진행될 것 같다"라는 말도 들었습니다. "아이에게는 도수가 조금 약한 안경을 쓰게 하자"라는 대책이 있었을 정도입니다.

하지만 대규모 임상 시험에서 **도수가 약한 안경을 쓴 아이가 근시가 더 빨리 진행된다는 사실이 밝혀졌습니다.** 안과 의사에게도 이 결과는 의외였습니다.

지금은 근시인 사람은 완전 교정(full correction), 즉 확실하게 보이는 도수의 안경을 착용하게 되었습니다. 완전 교정 상태를 계속 유지하기 위해서는 당연히 아이들이 눈 검사를 자주 받는 것이 좋습니다.

어린아이는 스스로 '눈이 잘 보이지 않는다'는 말을 잘 하지 않습니다. 어느 정도까지 보이는 것이 정상인지 본인은 모르기 때문입니다. '멀리 있는 것은 원래 보이지 않는 거야'라고 생각하는 경우도 있습니다. 비록 보이는 것에 불편함이 있어도 말로 잘 표현하지 못하는 아이도 있고, 눈이 보이지 않는다고 말하면 안경을 써야 하므로 싫다고 생각하는 등 다양한 이유로 아이들의 시력 장애는 늦게 발견됩니다.

반드시 정기적인 검사를 습관화해서, 도수가 높아지면 그에 맞춰서 제대로 안경을 교체하는 것이 좋습니다. 비용은 들지만 그렇게 하는 편이 근시가 악화하는 속도를 늦춰 줍니다.

참고로 "안경을 쓰면 멋있지가 않아"라며 학교에서는 안경을 벗고 다니는 아이들도 있는데, 이것도 좋지 않은 행동입니다. 학교에서도 필요한 경우에는 안경을 쓰라고 아이들에게 가르칠 필요가 있습니다.

라식, 위험하지 않을까?

근시인 사람이 성인이 되어 라식 수술을 받았거나 받으려고 하는 사람이 적지 않습니다. 각막 표면에 레이저를 쬐어 각막의 굴절을 치료하는 교정 수술입니다.

라식은 20여 년 전 처음 시작되었을 때는 안경이나 콘택트렌즈만큼의 시력이 나오지 않았을지도 모르지만, 안경이나 콘택트렌즈에서 해방되니까 해보자는 생각으로 안과 의사들이 설명했을 것입니다. 라식 수술을 하면 '수술 전에 비해 조금 흐려 보이는 느낌이 든다'거나, '하얀 선이 완전히 똑바르지는 않고 조금 흐릿해 보일 수도 있다'고 하므로, 신경질적이고 까다로운 타입의 사람에게는 적합하지 않다는 말도 있었습니다.

'안과 의사는 라식 수술을 하지 않는 것이 좋다'는 말도 있었습니다. 여러 가지 섬세한 수술을 하기 위해서는 아주 정밀한 시력이 요구되기 때문입니다. 흐릿한 시력으로는 수술을 할 수 없습니다.

그 후 기술은 나날이 발전하면서 진화해왔습니다. 최근에는 최신 방식으로 수차 분석기를 이용해 개인별 수차에 맞춰 교정하는 웨이브 프론트(Wave Front) 라식을 합니다. 수술 중에 눈의 미묘한 움직임을 추적하는 안구 추적 장치(eye-tracker)를 사용하여 레이저 조사를 시행합니다. 수술 후 시력 품질은 상당히 향상되었습니다.

라식은 1970년대 러시아에서 방사상 각막 절개술(Radial Keratotomy)이 시행된 것이 시초입니다. 근시는 초점이 망막 앞에서 맺는 상태이므로, 각막의 굴절률을 약화해 초점을 멀리 가져가면 된다는 발상을 기초로 했습니다.

근시인 눈은 공 형태가 아니라 타원형으로 되어 있다고 말했는데, 안구의 가장 바깥쪽 표면에 위치하는 각막도 심하게 휘어져 있습니다. 이것을 평평하게 하고자 각막 표면에 칼집을 내는 것입니다.

당시의 절개는 각막을 깊이 뚫을 수 있는 지점까지 방사형으로 잘라 냈습니다. 그러자 각막의 가장 안쪽에 있는 '내피세포'를 무심코 제거해 버려 4~5년이 지난 후 많은 사람들이 수포성 각막증에 걸려 실명했습니다. 실명한 사람은 각막 이식을 할 수밖에 없었습니다. 내피세포가 시각 기능을 유지하는 데 매우 중요하다는 것을 발견한 계기가 된 심각한 사건이었습니다.

그래서 각막 깊숙이까지 도달하지 않는 범위에서 절개하게 되었습니다. 각막을 절개해서 플랩이라는 뚜껑을 만든 후, 플랩을 젖혀서 레이저를 쬐는 수술법이 개발되었습니다.

처음에는 미세각막절삭기(microkeratome)라는 수동 기계로 절개했습니다. 지금에 비해 도수가 정확하다고 할 수는 없고 약 70%의 환자가 1.0 이상의 시력이 나올 정도였습니다. 현재와 같은 마이크론 단위의 정밀도로 시행하는 수술이 된 후에는 적어도 90% 이상이 1.0 이상의 시력이 나오고 합병증도 거의 없어졌습니다.

지금은 많은 사람의 생명을 책임지고 있는 민간 항공기 조종사나, 몹시 어려운 상황에서 비행을 하는 미국 공군 조종사에게도 라식 수술이 허용될 정도입니다. 참고로 근시와 공군에 대한 다음과 같은 에피소드도 있습니다.

공군 조종사가 되려면 눈이 좋은 것이 필수 조건인데, 채용할 당시에는 문제가 없었더라도 시간이 지나면서 근시가 되는 경우가 있습니다. 막대한 돈을 들여 힘들게 훈련을 받았는데 근시 때문에 중도에 실격이 되어 버린 것입니다. '근시는 어릴 때 진행이 멈춘다고 할 수 없다', '현재 근시가 아니어도 망막 주변부에 원시가 있는 주변부 원시인 사람은 장래 근시가 되기 쉽다'라는 사실이 밝혀졌습니다. 이미 소개한 저희 쿠보타 안경도 이 주변부 원시에 작용함으로써 근시를 치료하는 것을 목표로 하고 있습니다.

라식에도 위험성은 있다

라식의 기술적 진보가 뛰어나지만, 수술이기 때문에 당연히 위험이 전혀 없을 수는 없습니다. 운 나쁘게도 세균이 들어가는 일도 있습니다. 세균성 각막염의 발생 빈도는 0.02~0.2%인데, 조기에 치료하면 대체로 회복되지만 너무 늦으면 각막 이식을 해야 할 수도 있습니다. 일본에서도 청결한 상태에서 수술을 하지 않아 다수의 시력 장애를 일으킨 의사가 실형을 선고받은 사례가 있습니다.

몸의 저항력이 떨어지면 드물지만 치아를 뽑기만 해도 감염증을 일으키는 경우가 있고, 더욱 드문 일이지만 생명의 위험을 동반하는 패혈증에 걸리는 일도 있습니다. 물론 치과 의사는 수술 도구를 자비멸균

(Boiling sterilization, 끓는 물에 15분 이상 가라앉혀 멸균하는 방법) 처리해서 무균 상태로 수술합니다. 다만 사람의 입속은 세균의 온상입니다. 입도 인간의 장기이므로 균을 완전히 없애는 '멸균'은 할 수 없고 균의 수를 줄이는 소독밖에 할 수 없습니다. 눈도 마찬가지입니다.

게다가 수술은 사람이 하는 일입니다. 그러므로 아무리 세심한 주의를 기울여도 가끔 실수는 일어날 수 있습니다. 그 운이 나쁜 문제가 팔에 흉터가 조금 남을 정도라면 어쩔 수 없다고 생각하고 옷으로 가리면 끝날 수도 있지만, 눈에 상처가 나면 그 즉시 보기 힘들어지는 문제로 이어질 수 있습니다.

또한 각막의 일부를 절제하는 것이므로 각막이 얇은 고도 근시인 경우에는 할 수 없고, 희망하는 도수에 딱 맞지 않는 사람도 있습니다. 수술 후에는 시간이 지남에 따라 근시가 재발하는 사람도 있고, 안구 건조증이 생겨서 힘들어하는 사람도 있습니다.

안과 의사의 설명을 잘 이해해서, 만약 필요하면 다른 병원에서 추가적인 소견을 들어서 자신에게 맞는 라식 수술을 선택하는 것이 좋습니다.

또한 수술 후의 생활은 계속해서 눈을 세게 비비거나 하는 극단적인 행동을 하지 않으면 문제는 없지만, 공 같은 것이 눈에 부딪힌다면 라식을 하기 전보다 더 큰 부상으로 이어질 가능성이 있습니다. 각막의 절개창은 봉합하지 않습니다. 저절로 달라붙어 각막 상피가 덮이기 때문에 일반적으로는 문제가 없습니다. 그런데 절개창이 봉합하지 않은 상태이므로 충격에 따라 플랩이 어긋날 수 있습니다.

눈 안에 렌즈를 넣는, ICL

최근에는 다양한 이유로 라식 수술이 줄어드는 경향이 있습니다. 그 대신 일본에서 주류가 되는 것이 ICL(Implantable Contact Lens, 유수정체 안내 렌즈) 삽입술입니다. 치아에 임플란트가 있듯이, ICL은 소프트 콘택트렌즈를 눈 속에 삽입하는 수술이라고 생각하면 됩니다. 수정체 앞, 홍채 뒤에 렌즈를 삽입하는 방식입니다(《표 6-1》 아래).

수술 비용은 라식이 처음 나왔을 때와 마찬가지로, 아직 상당히 고액이지만 각막에 플랩을 만들고 안쪽을 깎아내는 것보다 왠지 안전할 것 같다는 사람들이 많은 것 같습니다. 경우에 따라서는 렌즈를 꺼내 원래대로 되돌릴 수 있다는 점에도 매력을 느끼는 것 같습니다.

다만 라식은 각막의 표면만 절개하고 안쪽은 접근하지 않습니다. **반면에 ICL은 눈 속에 렌즈를 넣는 안내 렌즈 삽입술이므로, 그런 의미에서는 더 위험하다고 할 수 있습니다.** 머리를 수술할 때 두피만 처치하는 수술과 두개골을 열어 뇌에 직접 접근하는 수술의 침습 수준이 전혀 다른 것과 마찬가지입니다.

눈의 표면에 있던 세균이 함께 안쪽까지 침입할 위험이 전혀 없는 것은 아닙니다. 눈의 표면에 세균이 들어가는 것과 눈 속에 세균이 들어

표 6-1   라식과 ICL

라식

각막의 표면을 얇게 잘라 플랩(뚜껑)을 만든다. 레이저로 각막 실질(corneal stroma)을 제거한 후 플랩을 닫는다.

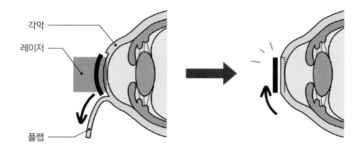

눈이 늘어나 뾰족해진 각막을 평평한 모양으로 가공해서 굴절률을 바꿔 망막에서 초점이 맺도록 한다.

ICL

각막을 약 3mm 절개해서 홍채와 수정체 사이에 렌즈를 넣는다(후방형, 홍채 뒤쪽).* 작은 절개창을 통해 원통 모양의 관인 카트리지로 둥글고 부드러운 소재의 렌즈를 넣고 밀어서 펼친다.

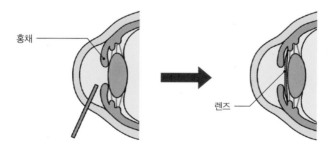

수정체를 제거하고 그 대신 렌즈를 삽입하는 백내장 수술과 비슷한 방식이다.

---

*   각막과 홍채 사이에 렌즈를 넣는 전방형(홍채 앞쪽)도 있다.

가는 것은 위험 정도가 전혀 다릅니다. 눈의 표면이 탁해져서 보이지 않게 되었을 뿐이라면 최악의 경우 각막 이식으로 각막을 교체하는 방법이 있습니다. 하지만 세균이 눈에 들어가서 안내염을 일으키고 망막까지 손상되면 대부분은 회복할 수 없는 시력 저하를 초래합니다.

또 드물기는 하지만 수술 중 수정체에 접촉해서 백내장을 일으킬 수 있고, 각막 내피에 접촉하여 각막 내피 세포가 줄어드는 일이 일어날 수 있습니다. 따라서 ICL은 숙련된 안과 전문의만 수술할 수 있습니다.

ICL의 초장기 안전성 입증에는 시간이 필요하다

ICL은 기본적으로 백내장 수술과 비슷합니다. 제4장에서도 설명했듯이 백내장 수술은 약 30년 전까지는 1시간 정도 걸리는 큰 수술이었습니다. 수술 후 시력 회복에 걸리는 시간도 길었고 합병증이 발생해서 충분한 시력이 나오지 않는 경우도 현재보다 훨씬 많았습니다. 지금은 침습도가 낮은 소절개 수술로, 증례에 따라 다르지만 10분 정도면 끝납니다. ICL 수술 후 백내장으로 실명하는 사람이 거의 없다고 할 정도로 안전합니다.

삽입할 렌즈의 크기를 사전에 결정하기 위한 계산식도 애초에는 오차가 있거나, 눈 안에 넣은 렌즈가 빙글빙글 회전하는 경우가 있기도 했지만, 최근에는 계산 알고리즘의 정확도가 올라가서 그런 일은 거의 없어졌습니다. 또 초기 ICL 렌즈는 백내장이나 녹내장으로 이어지는 안압 상승을 비교적 자주 일으켰지만, 렌즈 중앙에 구멍을 뚫은 새로운 디자인이 된 후에는 그런 사례가 거의 없어졌습니다. **그렇다고 해도 ICL이 일반화된 지 아직 10년 정도밖에 되지 않습니다.** 새로운 기술은 진화하는 과정에서 여러 가지 일이 일어납니다.

저는 완전히 괜찮다고 생각하는데, 지금 "신종 코로나 백신을 맞은 사람이 5년 후, 10년이 지난 후에도 정말 문제가 나타나지 않는지는 전혀 알 수 없다"고 하는 사람이 있습니다. 라식도 처음에는 그런 시대가 오래 지속되었습니다. 그로부터 20년, 30년이 지나면서 특히 수술을 중지해야 할 정도의 사건이 일어나지 않았다고 하여 미국 공군에서도 허가받게 되었습니다. 아무리 좋은 것이라도 시간이 지나지 않으면 진정한 의미에서의 장기적인 안전성은 증명할 수 없습니다.

금속 피로(재료에 계속하여 변형력을 가하면 그 강도가 저하되는 현상)를 검사할 때, 10년 상당의 부하를 1시간에 재현하는 가속도 시험이 있는데, 의료에 적용하는 것은 거의 불가능합니다. 그 대신 인간에 가까운 원숭이로 연구하거나 죽은 사람의 각막을 이용해서 연구하면서 안전성을 보장하기 위해 최선을 다하고 있습니다.

물론 전문가가 최선의 주의를 기울여 시술하기 때문에 일단은 괜찮지만 장기적으로도 절대 안전하다고 단언할 수 없는 것이 최신 의학의 숙명입니다.

눈이나 머리에 대한 충격에 주의한다

그렇게 생각하면 역시 라식이나 ICL을 받지 않아도 될 정도로 좋은 눈을 유지하는 것이 가장 좋습니다. 그러기 위해서는 지금까지 설명해온 것처럼 근거리 작업을 피하는 것이 중요하지만, 물리적인 사고를 피하는 것도 중요합니다.

눈에 강한 충격을 주는 것은 물론 좋은 일이 아닙니다. 눈은 단단한 뼈로 둘러싸여 있지만, 그보다 작은 지름의 물체에 맞으면 위험합니다. 농구공에 맞아도 일단 괜찮지만 배드민턴 셔틀이나 골프공에 맞는다면 안구 파열을 일으킬 수도 있습니다.

머리에도 강한 충격을 받지 않도록 해야 합니다. 강하지 않아도 지속적으로 충격을 받는 것도 좋지 않습니다. 격렬한 스포츠를 하는 사람은 조심하지 않으면 심각한 타격(Body blow)의 효과가 나타납니다. 최악의 경우 안구 내 출혈 또는 망막 박리를 일으키거나, 경우에 따라서는 안구 운동 장애가 발생하기도 합니다.

다행히 야구 헬멧에도 머리 보호대가 장착된 것을 사용하게 되었고, 미식축구 보호구 장비도 점점 개량되고 있습니다. 실시간으로 어느 정도의 충격을 받았는지 측정하면서 경기를 하게 되었습니다.

만약 강한 충격을 받았다면 반드시 일단 쉬는 것이 중요합니다. 인간에게는 회복력이 있기 때문에 충격을 받으면 스스로의 힘으로, 원상태로 돌아가려고 하므로 어느 정도의 충격까지는 완전히 회복될 수 있습니다. 그런데 충격에서 회복되기 전에 새로운 충격을 받으면 피해가 남습니다.

역학적인 에너지뿐만 아니라 눈에 들어오는 빛 에너지가 극단적으로 많아지는 것도 피해야 합니다. 태양을 오래 바라보는 것은 눈에 위험하고 강한 자외선도 좋지 않습니다.

가시광선보다 파장이 짧은 빛이 자외선입니다. 파장이 짧을수록 에너지가 크고 장애를 일으키기 쉽습니다. 게다가 자외선은 인간의 가장 중요한 설계도가 그려져 있는 DNA에 흡수되기 쉽습니다. 자외선에 과도하게 노출되면 세포가 손상되어 염증을 일으킵니다. 피부가 계속 자외선을 받으면 피부암으로 이어지기도 하는데, 파장이 짧은 빛은 각막을 빠르게 훼손합니다.

선글라스로 눈을 보호한다

일상생활에서는 하늘을 하루 종일 계속 바라보지 않는 한 눈이 자외선을 계속 쬐는 상황은 좀처럼 없습니다. 스키장에 있다면 가능할 수도 있겠지요. 맑은 날에 고글을 쓰지 않고 스키를 타면 눈의 표면에 염증이 생기고 통증이 발생하며, 눈물이 나서 멈추지 않을 수도 있습니다. 이것이 바로 설맹(Snow blindness)입니다. 스키장의 흰 눈은 자외선 반사율이

80%나 되며, 직접 쬐는 태양광선의 자외선까지 더해지면 30분 정도만 있어도 설맹이 될 수 있습니다.

눈이 아프다고 느끼면 반사성 분비로 눈물이 많이 납니다. 폭우가 쏟아지는 날 와이퍼가 없는 차로 달리는 것과 같은 상태가 되어 눈을 뜨지 못하며, 감고 있지 않으면 힘들어집니다.

다행히 자외선은 플라스틱 한 장으로 막을 수 있습니다. 스키를 탈 때 고글을 쓰면 됩니다. 그리고 남단에 있는 섬에 갈 때는 가능하면 선글라스를 착용하는 것이 좋습니다. 눈부심 방지 역할도 있지만, 눈을 보호하기 위해서입니다.

참고로 계속 태양 아래에서 일하는 사람이 걸리는 병도 있습니다. '익상편'이라고 하는데, 흰자위(안구 내측 결막)의 조직이 점점 검은자위(각막)로 침범하여 진행하는 질환입니다.

저는 어렸을 때 아버지의 직업으로 인해 미국에 살았는데, 플로리다에 있는 테니스 캠프에 갔을 때 테니스 코치에게서 "익상편은 직업병"이라고 들었습니다. 비가 거의 내리지 않는 지역에서 아침부터 밤까지 계속 실외에서 테니스를 치면 만성적으로 자외선에 노출됩니다. 익상편은 증식성 질환의 일종으로, 자외선이 우리 몸에 얼마나 나쁜가를 보여주는 하나의 상징이라 할 수 있습니다.

비타민D를 합성하기 위해서는 자외선도 필요하고, 전혀 빛이 닿지 않는 곳에 있으면 병에 걸리게 되므로 너무 많이 쬐는 것도 문제가 됩니다. 균형이 중요합니다.

참고로 설맹은 치료 방법이 없습니다. 각막은 세포가 계속 재생됩니다. 피부와 마찬가지로 염증이 생긴 세포가 벗겨지면서 신진대사를 하도록 기다리는 수밖에 없는데, 대체로 2, 3일이면 낫습니다. 어린아이라면 재생 능력이 높아서 다음 날이면 낫기도 합니다.

여담이지만 우리 회사가 개발하고 있는 소아의 황반변성 치료제도 광 저해(photoinhibition)를 막는 효과가 있기 때문에 '마시는 선글라스'라고도 합니다.

눈물이라는 특별한 수프

좋은 눈을 유지하는 데 또 하나 꼭 알아두어야 할 것이 눈물의 소중함입니다.

맑은 눈물이 잘 나올수록 눈은 좋은 상태가 됩니다. 일상적으로 눈물샘에서 나오는 눈물은 기초 분비로 나오는 진한 눈물입니다. 눈물은 병원체의 세포를 파괴하는 효소를 분비하여, 장기 중 유일하게 노출된 눈을 건조한 바깥 공기와 병원균 침입으로부터 보호해줍니다. 또 반사성 분비 눈물이 있습니다. 감동하거나 슬퍼지는 감정에 의한 눈물, 눈에 이물질이 들어갔을 때 아파서 나오는 눈물입니다.

기초 분비 눈물(평상시에 자기도 모르게 늘 나오는 눈물)은 수프로 치면 진한 수프이며, 눈에 좋은 성분들이 많이 들어 있어 이물질과 박테리아 감염으로부터 눈을 보호해줍니다. 반면 반사성 분비 눈물은 눈에 물을 끼얹는 것과 같습니다. 감정으로 인해 나오거나 눈 속에 있는 이물질을 씻어 내려고 나옵니다. 앞에 나온 설맹의 경우에 나오는 눈물도 여기에 해당합니다. 이는 수프로 말하자면 묽은 수프이며, 갑자기 나오는 눈물입니다. 몸의 혈장 성분이 충분히 들어 있지 않으므로 이 눈물만으로는 눈 건강을 유지할 수 없습니다.

기초 분비 눈물은 적혈구가 제거된 혈장과 유사하며, 완전히 대체할 수 있는 인공 물질은 없습니다. 인공눈물도 있지만, 일부 기능만 대체할 수 있습니다. 심한 안구 건조증이 있는 사람, 눈물샘 기능 장애가 있는 사람은 매우 힘듭니다. 자신의 혈액을 채취해서 만든 안약인 '자가혈청안약'을 사용해야 할 정도입니다.

이런 소중한 눈물을 좋은 형태로 유지하려면 어떻게 해야 할까요?

눈 깜빡임이 줄어들면 눈물의 분비가 억제되기 때문에 우선 눈 깜빡임을 제대로 해야 합니다. 건조한 실내에 있으면 눈물의 증발 속도가 빨라지고 농도가 높아지므로 가습을 활용하는 것도 중요합니다. 그리고 균형 잡힌 건강한 식사를 하고, 감염병으로 눈물이 잘 나오지 않는 일이 없도록 눈을 청결하게 유지하는 것이 좋습니다.

제5장에서 말했듯이 눈을 무턱대고 씻는 것은 바람직하지 않습니다. 세균이 들어갔을 때, 이물질이 들어갔을 때는 안구를 씻어야 하지만 일

상적으로 하면 안 됩니다. 또 안압을 낮추는 약 등 부득이한 경우를 제외하고 안약을 마구 넣는 행동은 자제해야 합니다. 원래 있던 기본 눈물이 안구 표면을 제대로 덮고 있는 상태가 제일 좋습니다.

눈을 보는 것과
입을 보는 것의 차이

마스크에 관한 생각의 큰 차이

신종 코로나바이러스 문제가 나왔을 때 마스크 착용에 강한 거부 반응을 보이는 서구인이 많았습니다. 상대방의 표정이 보이지 않는 것이 거부감이 든다는 것입니다.

서구인은 상대방의 표정, 특히 입에 주목합니다. 스마일 페이스, 일본에서는 스마일 마크라고 불리는 아이콘의 눈은 무표정이지만 입꼬리가 쑥 올라가 있어서 웃는 얼굴이라는 것을 알 수 있습니다. 서구의 애니메이션이나 만화를 보고 있으면, 눈의 표정은 거의 바꾸지 않고 입 모양을 바꿔서 감정을 표현합니다.

미국에 살기 시작할 무렵, 말을 할 때 무심코 입가에 손을 대면 "무슨 말을 하는지 모르니까 입을 가리지 마"라는 말을 자주 들었습니다. 영어는 입 주위의 근육을 크게 움직이는 언어이므로 입이 감정 표현의 중요한 부분이 된 것 같습니다. 저도 오랜만에 영어권에서 영어만 사용하게 되면 얼굴이나 목 근육의 피로를 느끼기도 합니다.

또 한 가지, 서구에서는 입모습을 가린다고 하면 해적이나 갱을 바로 떠올립니다. 서부영화에서도 악역은 입을 가리고 있습니다. 예전부터 서구에서 마스크를 쓰지 않게 된 것은 이런 배경도 있는 것 같습니다.

반면 일본에는 "눈은 입만큼 말을 한다"라는 속담이 있습니다. 애니메이션에서도 일본 캐릭터는 눈꼬리를 내리거나 치켜올리거나 해서 희로애락을 표현합니다. 대화 중에도 입을 살짝 가리는 편이 품위 있다, 실례가 되지 않는다는 분위기가 있는 것 같습니다. 그래서 코로나 시국에서 마스크를 착용하는 것도 별로 거부감 없이 받아들인 것 같습니다. **마스크를 쓰고 있어도 눈이 보이면 괜찮다는 뜻일까요?**

눈의 표정이 아니라 색을 보고 있다

반대로 선글라스를 쓰면 눈의 표정을 알기 어려워 거부감을 느끼는 일본인이 많습니다. 어쩌면 서구의 악역이 마스크를 쓰는 것처럼, 일본에서는 텔레비전이나 영화 등에 등장하는 악역이 선글라스를 쓰기 때문인 것 같습니다.

서구인들 중 대다수는 맑은 날 외출할 때 선글라스를 착용합니다. 그중에서도 파란 눈을 가진 사람들은 유색인종보다 눈의 색소가 적기 때문에 미광(迷光, Straylight)이라는 무작위로 들어오는 빛이 매우 눈부시게 느껴집니다.

물론 서양인들도 눈을 제대로 보지만 착안점이 다릅니다. **그들은 어떤 색의 눈동자를 가졌는지를 봅니다.** 누군가의 이야기가 나왔을 때 "아, 파란 눈을 가진 사람 말이구나" "갈색 눈 그 사람 말이지"라는 대화가 일반적으로 이루어지고, "그 사람 눈은 무슨 색이었지?"라고 물으면 바로 대답이 돌아오기도 합니다.

눈 색깔, 정확하게 말하면 홍채 색깔은 멜라닌 색소의 양에 따라 유전적으로 결정됩니다. 멜라닌의 검은 색소의 양, 망막에서 반사되는 빛, 그리고 주위에 있는 혈액의 색과 조합해서 결정됩니다. 알비노(albino)는 선천적으로 멜라닌 색소를 전혀 만들지 못하기 때문에 혈액 색이 비쳐서 빨갛게 보입니다. 그리고 홍채에 멜라닌 색소가 많으면 검정 혹은 갈색 눈이 되고, 적으면 파란색 또는 녹색 눈을 갖게 되는데, 멜라닌 색소가 적을수록 눈부심을 느끼기 쉽습니다. 일본인의 눈은 멜라닌 색소가 많으므로 파란 눈을 가진 사람과 비교하면 눈부심을 거의 느끼지 않는 편입니다.

　참고로 백인 중 눈 색깔이 옅은 사람은 일부에 불과합니다. 머리카락 색이 연한 금발이고 눈 색깔도 옅은 사람은 백인들 사이에서도 동경의 대상이 되기도 합니다.

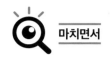

마치면서

진정한 친절이란?

일본인은 친절을 착각하는 것 같다는 생각이 들 때가 있습니다. 왜냐하면 조금이라도 걷기 힘들어 보이는 사람을 보면 바로 휠체어를 내미는 광경을 자주 보기 때문입니다.

저는 조금이라도 자신의 다리로 걸을 수 있는 사람은 최대한 걷는 편이 좋다고 생각합니다. 걸을 수 있는데 "아뇨, 걷기 힘들 것 같은데요"라며 휠체어에 태워서는 안 된다고 생각합니다. 걸을 수 있는 사람도 못 걷게 되기 때문입니다.

일본인들은 일단 손을 내밀어 도와주는 것이 친절하다고 생각하는 게 아닐까요? 물론 곁에서 도와주는 사람 입장에서는 천천히 걸어가기보다는 휠체어로 빨리 이동하기를 바라는 경우도 있을 것입니다.

미국에서는 출산이나 개복 수술을 한 다음 날부터 걷게 하는데, 그 모습을 보고 일본 사람들이 놀라는 경우가 있습니다. "왜 이렇게 무자비한 짓을 하는 거야" "입원비가 비싸니까 바로 퇴원하려고 하는 거겠지"라고도 합니다. 하지만 야생 동물은 새끼를 낳자마자 도망치지 않으면 바로 적에게 습격당해 죽임을 당합니다. 그 결과 살아남은 것이 우리들의 조상입니다. 그래서 합병증 없이 아이를 낳았다면 바로 움직이는 편이 체력이 더 빨리 회복되도록 설계되어 있습니다.

일본에는 다른 외국에 비해 누워만 있는 고령자가 많습니다. 뭔가 이상합니다. 물론 해외의 사례가 전부 좋다는 것은 아닙니다. 해외에도 문제는 많이 있습니다. "일본은 친절이 중요하니까, 누워 있는 사람을 늘려도 괜찮다"라고 딱 잘라 말하는 사람도 있을 것입니다.

하지만 누워만 있는 사람의 입장에서 생각해봅시다. 극진한 간호에 감사하기는 하지만, 진심으로 누워 있고 싶은 사람은 없을 겁니다. 그렇다면 스트레칭이나 근력 운동을 하도록 해야 합니다. 처음에는 아프고 괴로울 수 있지만, 몇 년씩 누워 있기만 하고 침대에서 나오지 못하는 괴로움에 비하면 낫지 않을까요?

주변 사람들도 "지금 아프다고 걷기 싫어하면 인생 마지막 10년은 누운 채로 있을 수도 있어요"라고 말해주는 것이 좋습니다. 그것이 진정한 친절이 아닐까요? 가능하면 젊을 때부터 운동 습관을 길러서 평생 계속하는 것이 바람직합니다. 굳이 격렬한 운동을 할 필요는 없습니다. 매일 걷기만 해도 건강에 매우 좋은 효과를 얻을 수 있습니다.

얼마나 진실된 말을 해줄 수 있을까

당뇨병 환자에게 "지금 같은 생활 습관을 계속하면 안 돼요"라고 조언하는 정도로는 환자는 무심코 먹고 싶은 대로 먹어 버립니다. 심한 말이 되겠지만 "지금은 아프지도 가렵지도 않겠지만 그러다가는 머지않아 다리를 절단하고 실명에, 인공 투석까지 하게 될 거야"라고 좀 더 구체적인 조언을 해야 하지 않을까요?

가까이에 있고 신뢰받는 입장이라면 가족이든 회사 동료든 친구든 물론 의사라도 상관없습니다. 잔인할 수도 있지만 진실을 말해주는 것이야말로 장기적인 시점에서 친절을 베푸는 것이며, 비극을 막게 되는 길입니다. 사회 전체가 그러한 의식을 가질 수 있다면, 의료비도 절감할 수 있고, 누워만 있는 사람도 줄여 갈 수 있습니다.

눈도 마찬가지입니다. 스마트폰이나 책만 보고 집 안에서만 지내는 아이에게는 "그런 식으로 지내다가는 근시가 되어서, 장래에는 병에 걸릴 수 있어"라고 분명히 말해주어야 할 것입니다.

'장래에 좋은 대학에 가고 싶으니까 1분 1초를 아껴서 공부한다'는 아이에게는 좀처럼 말하기 어려울 수도 있겠지요. 그렇다면 조금 생각해보고, 집중해서 공부한 뒤에는 눈을 잠시 쉬게 합니다. 초등학교 6년 동안은 밖에서 매일 2시간 동안 놀게 해야 합니다. 물론 스포츠를 하는 것도 좋습니다.

긴 안목으로 친절을 베푸는 편이 종합적으로, 장기적으로, 개개인이 더욱 행복한 인생을 살아갈 가능성이 더 커질 것이라고 저는 생각합니다.

2024년 5월

쿠보타 료